Simplement KÉTO

Couverture et conception graphique : David Cosson — dazibaocom.com
Mise en page intérieure et infographies : Noémie Cesarone

Les encadrés sur fond rose ont été rédigés par LaNutrition.fr, le premier site francophone indépendant de référence sur l'alimentation et la santé.

Livre également réalisé avec la collaboration de Julien Dupuis - The Access

Crédits photos : p. 8, 12, 21, 30, 33, 36, 38, 44-45, 58, 186 © Mandy Garcia ;
p. 79 à 185 © Guillaume Marinette ; autres photos © Shutterstock

ISBN : 978-2-36549-502-8
ISBN ebook : 978-2-36549-503-5

Dépôt légal : 2e trimestre 2021

Imprimé et façonné en France sur les presses de Corlet Imprimeur à Condé-en-Normandie

N° d'imprimeur : 21050016 - IMPRIM'VERT® PEFC 10-31-1510

« Que ton alimentation soit
ta première médecine. »

Hippocrate

Sommaire

Vous allez adorer vous lever le matin !

P'tits dej' sucrés et salés

Apéros, sauces et cocktails

Entrées et plats

Des recettes gourmandes à décliner à l'infini !

Desserts et goûters

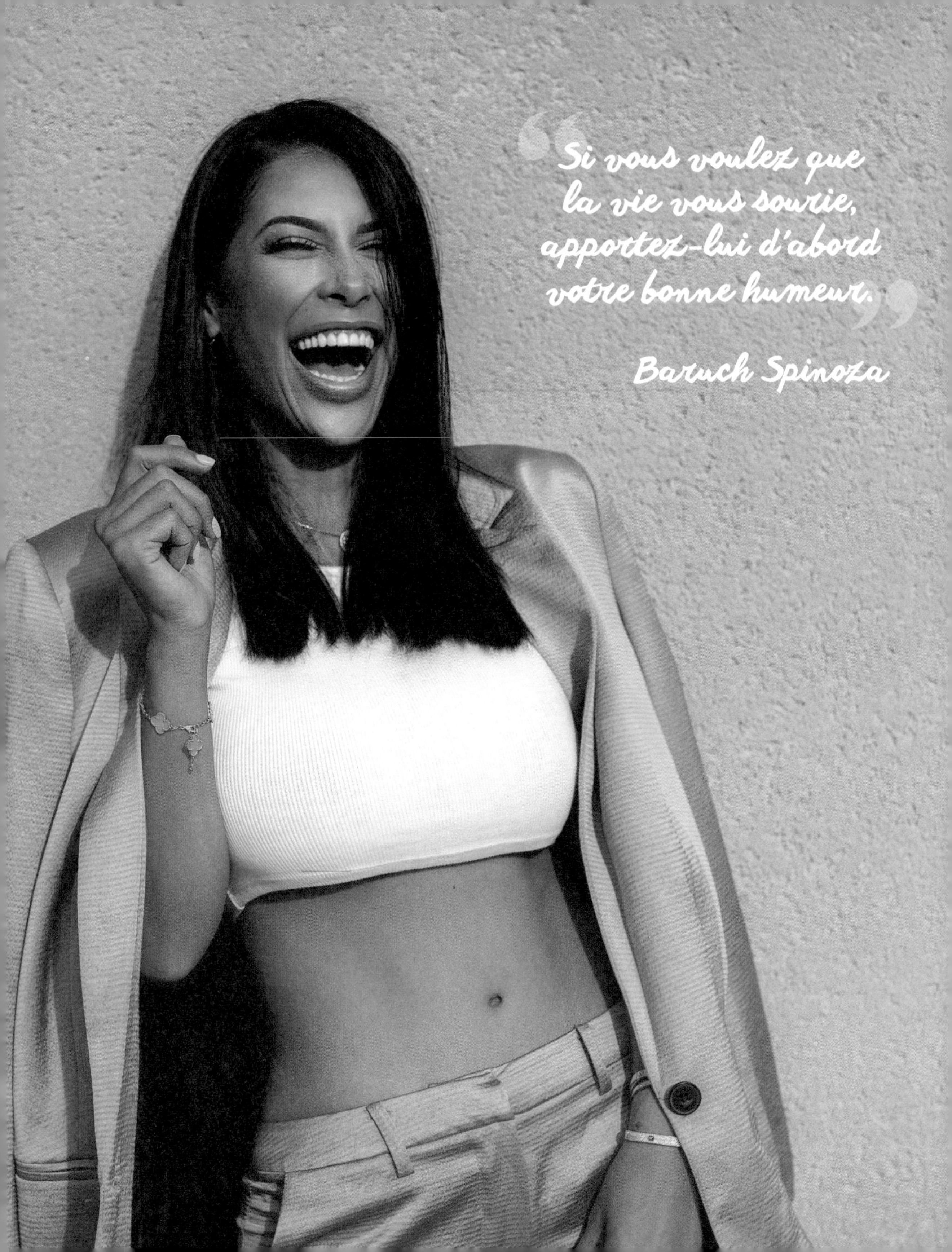
« Si vous voulez que la vie vous sourie, apportez-lui d'abord votre bonne humeur. »
Baruch Spinoza

À l'origine de ce livre...

Derrière les problèmes de poids, il y a toujours de la souffrance. Que l'on soit jeune ou plus âgé, célibataire ou en couple, célèbre ou anonyme, le surpoids peut être la source d'un mal-être physique et mental. Je l'ai vécu, et mon âme en porte encore les cicatrices. Malgré les obstacles, j'ai réussi à me libérer de ces kilos en trop — seule ou presque — et aujourd'hui, j'ai envie de vous raconter mon histoire. Parce qu'on peut s'en sortir, et la tête haute, j'ai à cœur de partager avec vous mon expérience.

L'alimentation n'avait jamais été pour moi une obsession. Mais étant exposée au diktat de la minceur et de l'apparence imposé par les médias et les réseaux sociaux, j'avais malgré tout toujours un œil sur ma balance et mon assiette. Et puis, fidèle à ma culture méditerranéenne (mes origines se partagent entre la Tunisie et l'Algérie) où cuisiner est une fête et bien manger rime avec plaisir et convivialité, j'avais conscience que ma génétique pouvait me desservir et que le jour où j'aurais des enfants, je risquais de prendre du poids. Mais à ce moment-là, je n'avais pas d'enfant, j'étais à fond dans mon travail, je mangeais de tout sans me priver, et je gardais ma silhouette.

Et en effet, ma grossesse, qui était par ailleurs idyllique, est venue tout bouleverser. Alors que je ne mangeais pas de façon excessive — j'avais surtout des envies de fruits et légumes, avec un faible pour les salades de fenouil ! —, j'ai grossi à vue d'œil et dès les premiers mois j'ai pris beaucoup, beaucoup de poids. Je me suis retrouvée, après l'accouchement, avec presque 30 kilos en trop ! Mais alors, entourée de mon fils et de mon mari, j'étais tellement heureuse dans ma bulle que j'acceptais cette nouvelle silhouette comme faisant partie des choses naturelles de la vie.

C'est lorsque les médias se sont mis à me traquer que ces kilos sont devenus de plus en plus embarrassants pour moi. Pour la presse people, j'étais devenue une « baleine échouée » sur la plage à Saint-Barth. Sur certains plateaux télévisés, mon poids était un indécent et incessant sujet de débat. Sur les réseaux sociaux, des gens se réjouissaient de ma prise de poids, comme si je devais payer pour ma réussite et ma prétendue arrogance. Brutalement, violemment, je me suis vue telle que j'étais devenue. Et quand mon mari a aussi commencé à me faire des remarques sur mon surpoids, ce n'était plus supportable : il fallait absolument que cette situation change, il me fallait retrouver ma silhouette d'avant.

À partir de là, je crois pouvoir dire que j'ai tout essayé. Un chirurgien esthétique m'ayant affirmé qu'une liposuccion ne servirait à rien sans une perte de poids préalable, j'ai tenté tout un tas de régimes… sans succès. Je perdais du poids au début, mais aussitôt après j'en reprenais encore plus, je culpabilisais, je n'avais plus confiance en moi, je n'avais plus d'estime de moi… C'est au cours d'un énième séjour à Los Angeles où j'étais allée pour participer à un programme minceur qu'enfin, tout a changé pour moi. C'est là-bas que j'ai découvert une façon révolutionnaire de s'alimenter : l'alimentation cétogène ou « kéto ».

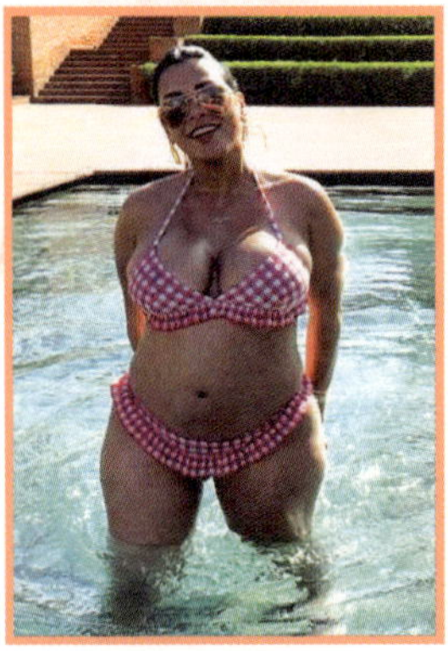

1 an avant le régime kéto

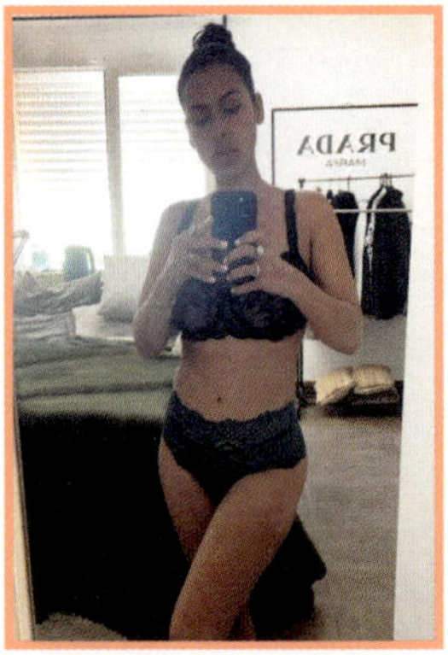

1 an après

Après quelques recherches sur Internet, j'ai pu me rendre compte que ce régime était suivi par Gwyneth Paltrow et Kim Kardashian, entre autres. Néanmoins, je ne me suis pas lancée tout de suite car je trouvais difficile de passer à un nouveau mode d'alimentation, tellement à l'opposé de ce que j'avais l'habitude de manger. J'ai donc laissé passer plusieurs mois avant de me décider. Et c'est pendant le premier confinement, en pleine épidémie de coronavirus, au printemps 2020, que j'ai décidé de tenter le coup, après m'être énormément documentée. J'ai tâtonné, j'ai testé, j'ai cuisiné… et j'ai décollé : 10 kilos en moins le premier mois… et près de 25 kilos perdus en un an !

Alors c'est pour cela qu'aujourd'hui, j'ai décidé d'écrire ce livre. J'ai vraiment envie de partager mon expérience avec vous, qui avez suivi ma transformation avec des cœurs dans les yeux. Vous qui souffrez comme j'ai souffert de ce surpoids et du regard des autres, je veux vous montrer qu'il existe une solution accessible à tous et durable, une autre façon de s'alimenter aux antipodes de la malbouffe si présente dans nos assiettes et de ses conséquences désastreuses. Conseils, astuces, anecdotes, recettes, dans ce guide, vous trouverez tout ce qui vous sera utile pour mettre en place ce régime et savoir comment réagir dans les moments les plus difficiles. Malgré les nombreux live, stories et publications sur les réseaux sociaux, et même si j'ai répondu à bon nombre de vos messages, il m'est impossible de répondre à toutes vos questions par ce biais-là, c'est la raison pour laquelle j'ai décidé de tout rassembler dans un livre.

Avec ce livre, je veux vous aider à adopter l'alimentation cétogène. (Ne vous inquiétez pas, cela ne m'empêchera pas de continuer à vous accompagner au quotidien sur les réseaux !) Vous êtes à l'origine de ce projet, vous me l'avez inspiré. Ne doutez jamais de vous, de votre force et de votre capacité à réussir ce que vous entreprenez. Ce que je partage avec vous n'est pas un régime miracle, c'est une alimentation saine, pleine de bon sens, une révolution et une réconciliation avec votre gourmandise et votre balance.

Ayem

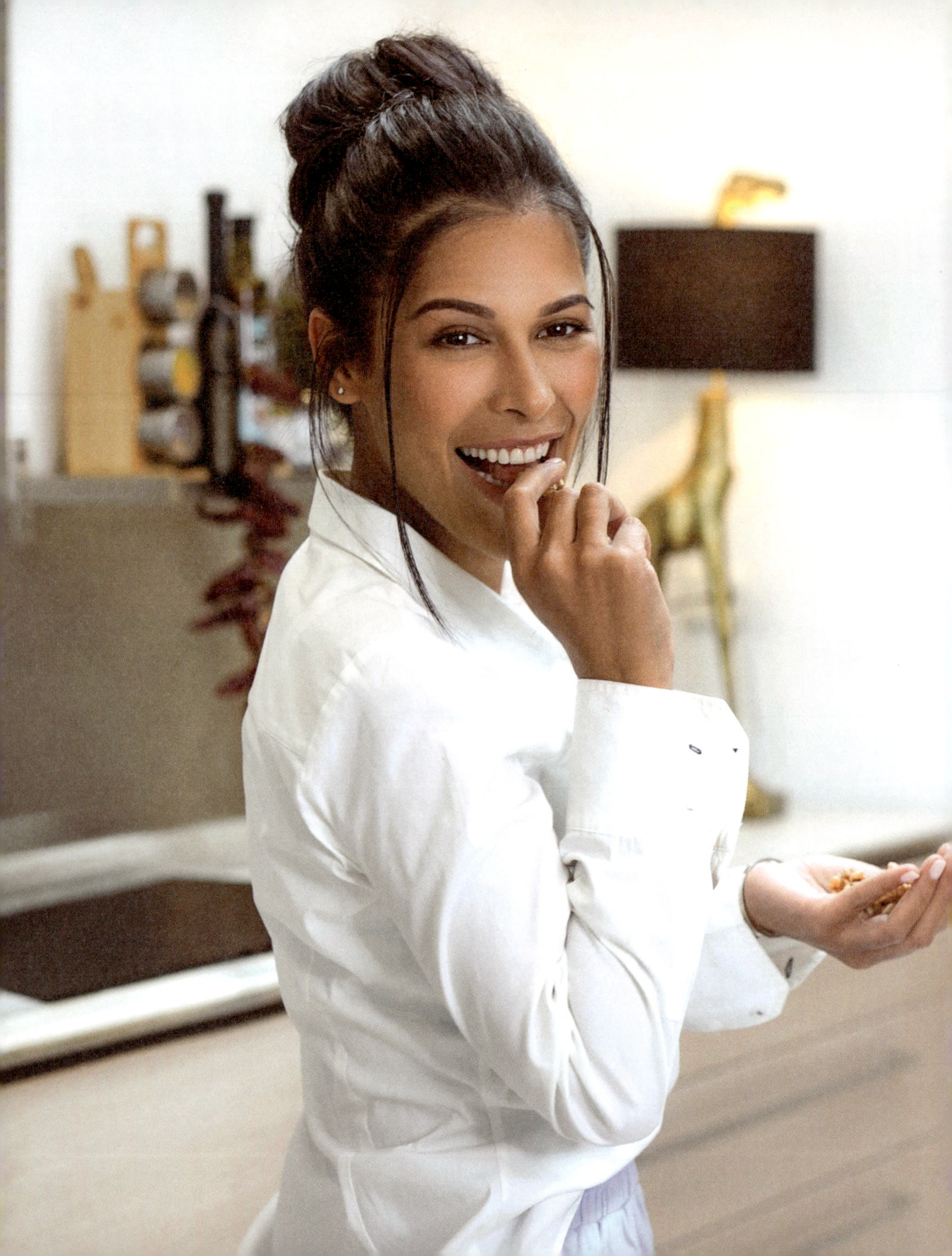

LE KÉTO
MANGER PLUS GRAS POUR MAIGRIR C'EST POSSIBLE, *promis* !

Entre les conseils des médecins (« mangez moins gras et faites du sport ! ») et l'incessant matraquage publicitaire vantant les aliments de l'industrie agroalimentaire, nous sommes littéralement conditionnés à manger une nourriture qui ne nous convient pas forcément. On focalise sur les calories, le gras... Mais pourtant, ce ne sont pas eux les vrais ennemis. C'est ce que m'a appris l'alimentation cétogène. Avec ce nouveau mode alimentaire, fini le comptage des calories et la diabolisation des graisses, car il fonctionne de façon totalement différente des autres régimes. Alors si vous voulez comprendre comment ça marche et comment ça se passe à l'intérieur de votre corps, ce chapitre est fait pour vous. Mais si vous êtes impatient et préférez passer à l'action dès maintenant, rendez-vous directement au chapitre suivant page 39.

Le kéto, une évidence pour moi !

Lorsque j'ai voulu commencer mes démarches pour perdre du poids, je me suis retrouvée livrée à moi-même, avec très peu de connaissances en nutrition. Difficile de s'orienter dans la jungle des régimes existants ! En plus, native de la région lyonnaise et issue d'une famille de restaurateurs, j'accorde une importance cruciale aux bons petits plats, au plaisir qu'ils me procurent et j'ai vraiment du mal à envisager une vie faite d'interdits et de privations. Autant dire que ce n'est pas évident pour moi de me mettre au régime !

Alors quand j'ai découvert, lors d'un séjour en Californie, qu'il existait un régime dans lequel la crème fraîche, le fromage, la charcuterie, l'avocat, l'huile et le beurre n'étaient pas bannis (au contraire !), j'ai tout de suite su qu'il était fait pour moi. Lors du premier confinement, j'ai donc décidé de me lancer pour de bon et je me suis documentée sur l'alimentation kéto par tous les moyens : livres, sites Internet, réseaux sociaux… Petit à petit, en compilant toutes ces connaissances, j'ai structuré mon modèle alimentaire, conçu mes menus et élaboré mes recettes. Et il s'est produit ce que j'espérais tant, j'ai littéralement décollé, jusqu'à afficher une bonne vingtaine de kilos en moins en seulement un an !

Ce « régime » n'a pas seulement transformé ma silhouette, il a aussi changé mon rapport à la nourriture et à mon corps. Car le kéto ne permet pas seulement de maigrir.

C'est une autre conception de l'alimentation, plus saine et plus respectueuse de nos vrais besoins.

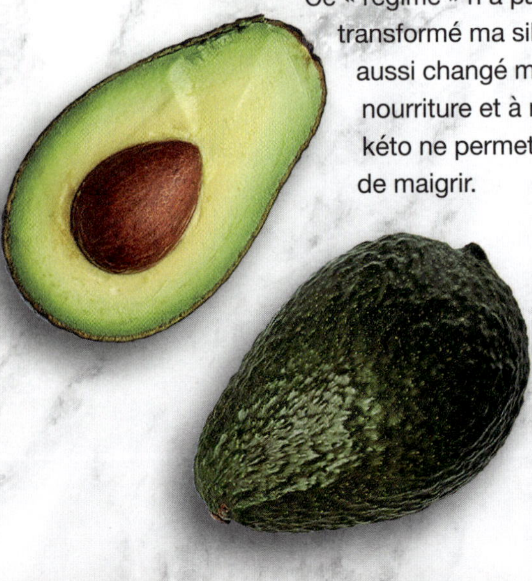

Quelques notions de nutrition

Avant de détailler les principes de l'alimentation cétogène, un rappel s'impose. Les aliments que nous consommons apportent tous de l'énergie. Cette énergie, qui se mesure en calories, provient des nutriments qui les composent : les protéines, les lipides et les glucides. Pour comprendre le fonctionnement du kéto, connaître ces trois familles de nutriments est important.

Les protéines

Ce sont les « briques » du corps, en particulier des os et des muscles. Elles sont indispensables et doivent être chaque jour consommées en quantité suffisante.

Où les trouver ? Principalement dans les produits animaux (viande, poisson, œufs, produits laitiers) mais aussi végétaux, en moindre quantité (produits céréaliers, légumineuses, graines, oléagineux).

TENEUR EN PROTÉINES POUR 100 G D'ALIMENT *

Viande des Grisons	38,9 g
Gigot d'agneau	35,5 g
Parmesan	34,5 g
Escalope de veau	31 g
Rôti de porc	30,5 g
Saumon grillé	25,5 g
Amandes	21,4 g
Tofu	10,9 g
Lentilles cuites	10,6 g
Fromage blanc	8 g

Les glucides

Plus connus sous le nom de sucres, ils apportent de l'énergie immédiatement disponible à l'organisme (cerveau, muscles...).

Où les trouver ? Dans les céréales (blé, maïs, avoine, quinoa, sarrasin), légumineuses (lentilles, pois chiches, petits pois...), pommes de terre, pain, produits laitiers (sauf le fromage et le beurre), fruits, sucre et produits sucrés (bonbons, sodas, confiture, chocolat, biscuits, glaces...).

TENEUR EN GLUCIDES POUR 100 G D'ALIMENT *

Sucre blanc	99,8 g
Miel	81,7 g
Crackers au froment	75 g
Céréales du petit déj	75 g
Biscuit	74 g
Raisins secs	73 g
Pain au levain	53 g
Chocolat noir à 70 %	43 g
Pâtes cuites	25 g
Pommes de terre vapeur	16,7 g
Lentilles cuites	16,2 g
Cerises	13 g

Les lipides

Ce sont les graisses. Elles permettent de transporter certaines vitamines (A, D, E et K) - assurant donc une meilleure assimilation de celles-ci -, composent les membranes des cellules et apportent de l'énergie. De plus, elles sont rassasiantes.

Où les trouver ? Dans les corps gras comme le beurre et les huiles, les graines et oléagineux (amandes, noix...), les viandes, les poissons, les charcuteries, les œufs et les produits laitiers.

TENEUR EN LIPIDES POUR 100 G D'ALIMENT *

Huiles	99,9 g
Beurre	83 g
Amandes	53,9 g
Rillettes	42 g
Roquefort	32,8 g
Crème fraîche épaisse	30,7 g
Avocat	30,6 g
Maquereau rôti	15,8 g
Jambon sec	15 g
Entrecôte de bœuf	11,8 g
Yaourt au lait entier	3,5 g

* Source : table CIQUAL des aliments

On s'est trompé de coupable !

Après avoir longtemps pensé que c'étaient les graisses qui favorisaient le surpoids (elles sont tellement caloriques !), j'ai découvert que c'étaient surtout les sucres, au sens large (produits sucrés, mais aussi pâtes, pain, céréales, pommes de terre…), à qui nous devions tous nos malheurs.

Un mot clé : insuline

Pour bien comprendre comment le kéto fonctionne, il faut que je vous parle de quelques notions de nutrition. Pas de panique, c'est très simple. Si j'ai réussi à comprendre tout ça, vous le pouvez aussi.

Lorsque nous mangeons, la glycémie (taux de sucre dans le sang) augmente. Le pancréas sécrète alors une hormone, l'insuline, destinée à la réguler de façon à ce qu'elle ne soit jamais trop basse (hypoglycémie) ou trop élevée (hyperglycémie). Ainsi, lorsque la glycémie est trop souvent élevée, elle entraîne la transformation de l'excès de sucre en graisse (oui, oui, vous avez bien lu !). À l'inverse, lorsque la glycémie est longtemps basse, elle favorise le déstockage des graisses mises en réserve dans nos tissus (ventre, hanches, cuisses). En clair, quand l'insuline est élevée, on stocke. Quand elle est basse, on perd de la graisse.

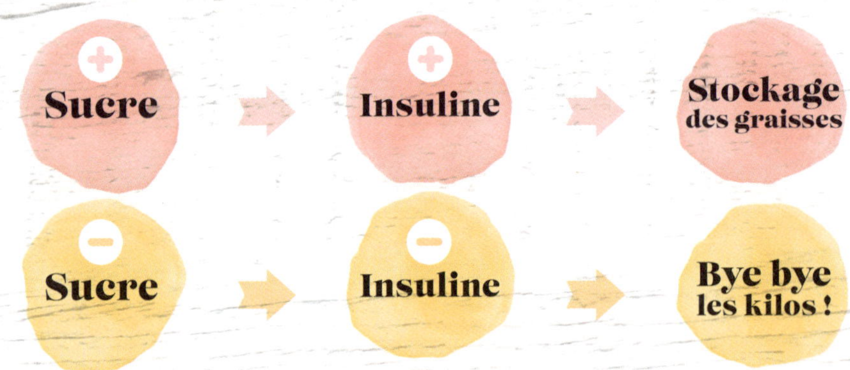

Les glucides favorisent la sécrétion d'insuline

En m'intéressant à l'alimentation cétogène, j'ai découvert que les nutriments (protéines, glucides, lipides) qui composent les aliments n'ont pas tous le même effet sur l'insuline.

Si les protéines (qu'on trouve dans la viande, le poisson, les œufs, les produits laitiers et les graines) provoquent une sécrétion modérée d'insuline, les lipides (graisses), eux, n'ont quasiment aucun effet. Ce sont donc surtout les glucides (produits sucrés, céréales, pommes de terre, légumes secs, fruits...) qui entraînent le plus la sécrétion d'insuline. Or, des glucides, on en trouve vraiment partout ! Y compris dans des produits salés car les industriels ont tendance à en mettre pour améliorer le goût ou faciliter la fabrication et sans qu'on le sache la plupart du temps.

Trop de glucides = bourrelets et culotte de cheval

Si on mange beaucoup de sucres, de pâtes, de pain, de riz, etc., et qu'on bouge peu ou qu'on brûle naturellement peu de calories, le niveau d'insuline est souvent trop élevé et l'énergie apportée par les sucres est aussitôt stockée dans nos réserves de graisses situées autour de la taille, aux hanches, fesses et cuisses. Cherchez l'intrus...

Il y a glucides et glucides

En fonction des aliments dont ils sont issus, les glucides n'ont pas le même impact sur la glycémie. Certains, vite digérés, entraînent une hausse brutale du taux de glucose sanguin et une montée en flèche de la sécrétion d'insuline, on dit qu'ils ont un index glycémique (IG) élevé. D'autres, dont la digestion est ralentie entre autres par la présence de fibres élèvent modérément la glycémie. Contrairement à ce qu'on a longtemps cru, la liste des aliments qui entraînent une élévation importante de la glycémie et une forte sécrétion d'insuline ne se limite pas aux seules sucreries et produits sucrés. L'ultratransformation industrielle que subissent bon nombre de produits céréaliers accélère leur vitesse d'assimilation et fait grimper la glycémie et donc la sécrétion d'insuline. Ainsi, le pain et le riz blancs, le pain de mie, les céréales du petit déjeuner, les galettes de riz soufflé, les biscottes et pains grillés ou encore les farines blanches s'avèrent tout aussi néfastes pour la ligne et la santé que les produits sucrés.

Une question d'injustice aussi !

Si vous aussi, les personnes de votre entourage qui peuvent manger tout ce qu'elles veulent, même des gâteaux, des chips, des burgers, des pizzas, sans prendre un gramme, vous agacent, sachez que vous n'êtes pas forcément responsable de vos rondeurs et qu'il ne faut pas culpabiliser ! En fait, cette injustice s'explique tout simplement par le fait que la physiologie de ces personnes minces est sans doute différente de la mienne et de la vôtre. En clair, nos corps à nous, qui avons tendance à prendre du poids, seraient plus sensibles aux glucides et auraient donc tendance à stocker davantage les calories sous forme de graisses que chez les autres… Il nous faut donc trouver une autre solution que simplement moins manger.

Il faut plutôt diminuer la quantité de glucides auxquels nous sommes si sensibles, et c'est exactement ce que propose l'alimentation cétogène.

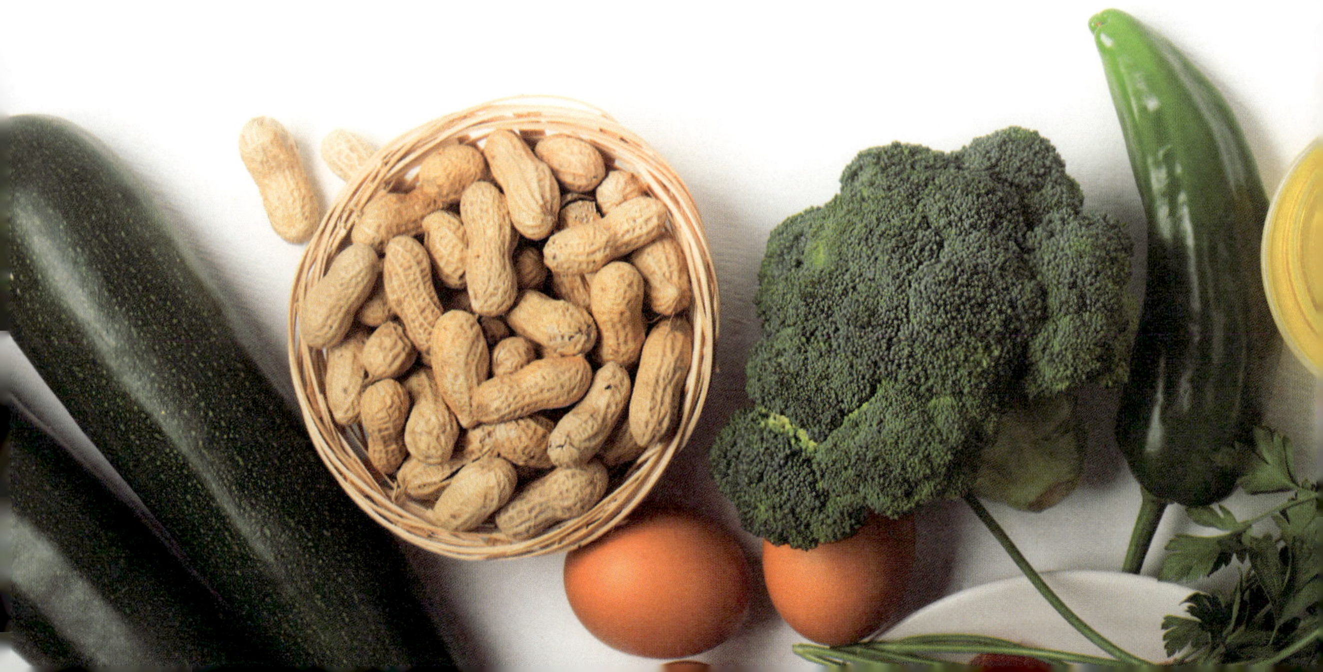

Le régime cétogène, c'est quoi ?

Avec mon ancienne alimentation, mes calories provenaient surtout des glucides, un peu des lipides et peu des protéines. Dans un régime cétogène, c'est l'inverse, on réduit au max les glucides et, comme j'aime à le dire : « on consomme des graisses comme un roi, des protéines comme un prince et des glucides comme un pauvre ! » Objectif : maintenir la glycémie et la sécrétion d'insuline les plus basses possibles afin d'obliger l'organisme à aller puiser dans ses propres réserves de graisses.

Maintenant, on carbure aux graisses

Dans une alimentation « normale », les calories proviennent pour 50 à 55 % des glucides, 30 à 35 % des lipides et 10 à 15 % des protéines. Selon les recommandations classiques, cela équivaut à 1 à 2 portions de viande, de poisson ou d'œufs par jour, des légumes au déjeuner et au dîner, 2 à 3 fruits, des produits céréaliers à chaque repas, 2 portions de produits laitiers et une de matières grasses pour assaisonner et cuisiner.

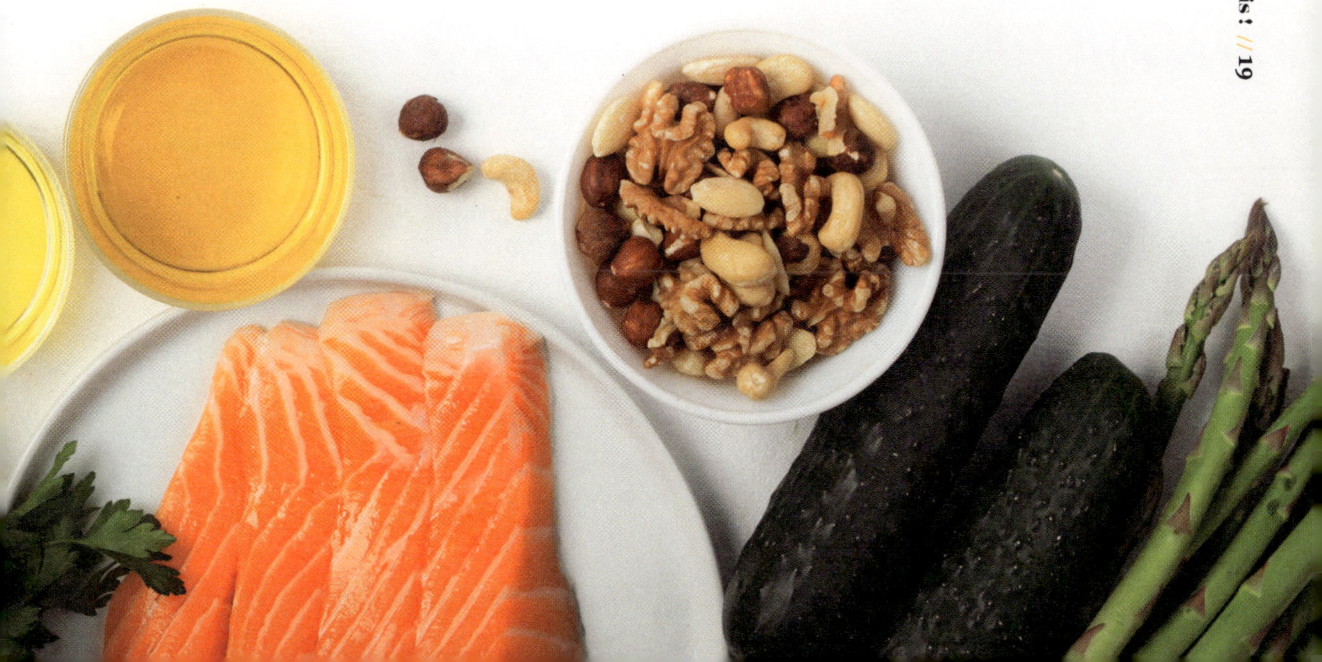

Dans l'alimentation cétogène, l'objectif est de restreindre au maximum les glucides, de les remplacer par des graisses (elles doivent couvrir 85 à 90 % des calories) et de maintenir un apport suffisant de protéines (7 à 10 % des calories). L'assiette est donc composée d'aliments gras (beurre, huiles, avocat, oléagineux, fromage), de viandes, poissons et œufs, de légumes et fruits pauvres en glucides (épinards, laitue, endives, fruits rouges…) et, avec modération, de laitages entiers nature. Toute source de glucides (céréales, produits sucrés, légumes secs, la plupart des fruits, certains légumes…) est à éviter.

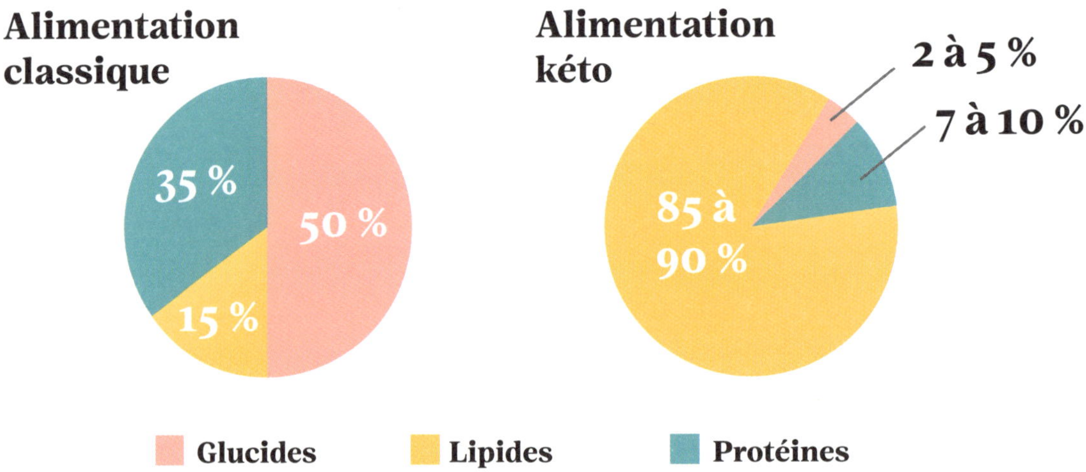

Pourquoi ça s'appelle « kéto » ?

Lorsqu'on prive notre organisme de glucides et qu'on remplace ceux-ci par des lipides, on le contraint à modifier son fonctionnement. Le foie se met à produire, à partir des graisses, des petites molécules appelées « cétones » qui constituent un excellent carburant pour les muscles, le cerveau, le cœur... Le corps est en effet tout autant capable d'utiliser des glucides ou des lipides comme source d'énergie. Dès lors que le corps s'approvisionne en énergie à partir des cétones et des graisses, on dit qu'il se retrouve en état de cétose. C'est de là que vient le terme d'alimentation « cétogène » ou *keto diet* en anglais.

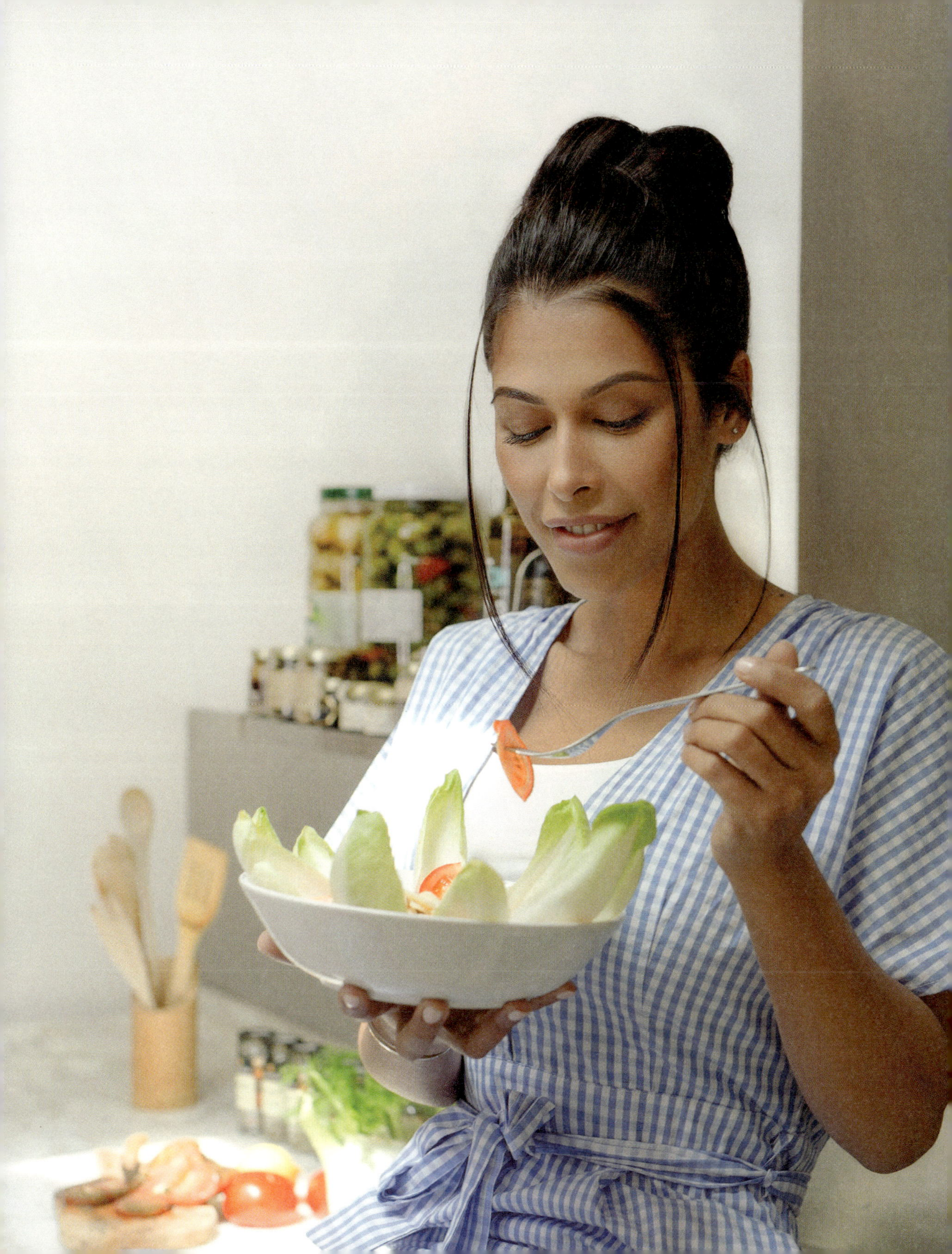

Un régime pas comme les autres

Je vous assure que vous allez kiffer cette nouvelle alimentation ! En donnant à votre corps beaucoup de matières grasses et des protéines en quantité modérée, on réussit à perdre du poids rapidement et durablement grâce à l'important effet rassasiant des graisses et à la faible sécrétion d'insuline. Au final, avec le kéto, on mange à sa faim sans compter les calories, on est rassasié un bon moment pour tenir jusqu'au prochain repas sans fringale, on conserve sa masse musculaire.

Grâce au kéto, on a l'énergie pour être en super forme.

Les alimentations pauvres en glucides, une grande famille

Plusieurs régimes s'appuient sur la restriction des glucides, considérés par tous leurs préconisateurs comme étant la cause du surpoids et des troubles du métabolisme. Cependant il existe plusieurs approches de ces modèles appelés LCHF ou « Low Carb High Fat » (pauvres en glucides et riches en graisses).

- **TRÈS STRICTE :** moins de 20 g de glucides par jour, c'est l'alimentation cétogène.
- **MODÉRÉE :** entre 20 et 50 g de glucides par jour.
- **PLUS PERMISSIVE :** entre 50 et 100 g de glucides par jour.

Plus l'apport en glucides est important, plus la quantité de lipides (graisses) doit, elle, baisser. Ainsi, dans la diète cétogène stricte (moins de 20 g de glucides par jour), on doit consommer 3 à 4 fois plus de gras que de sucre, dans l'approche low carb modérée, 2 fois plus de lipides que de glucides et dans l'approche plus permissive, autant de gras que de sucre. Plus l'apport en sucres est faible et l'apport en graisses important, plus l'organisme utilise les lipides plutôt que les glucides comme source d'énergie, et plus il devient un brûleur de gras. C'est plus dur, mais aussi plus efficace et plus rapide.

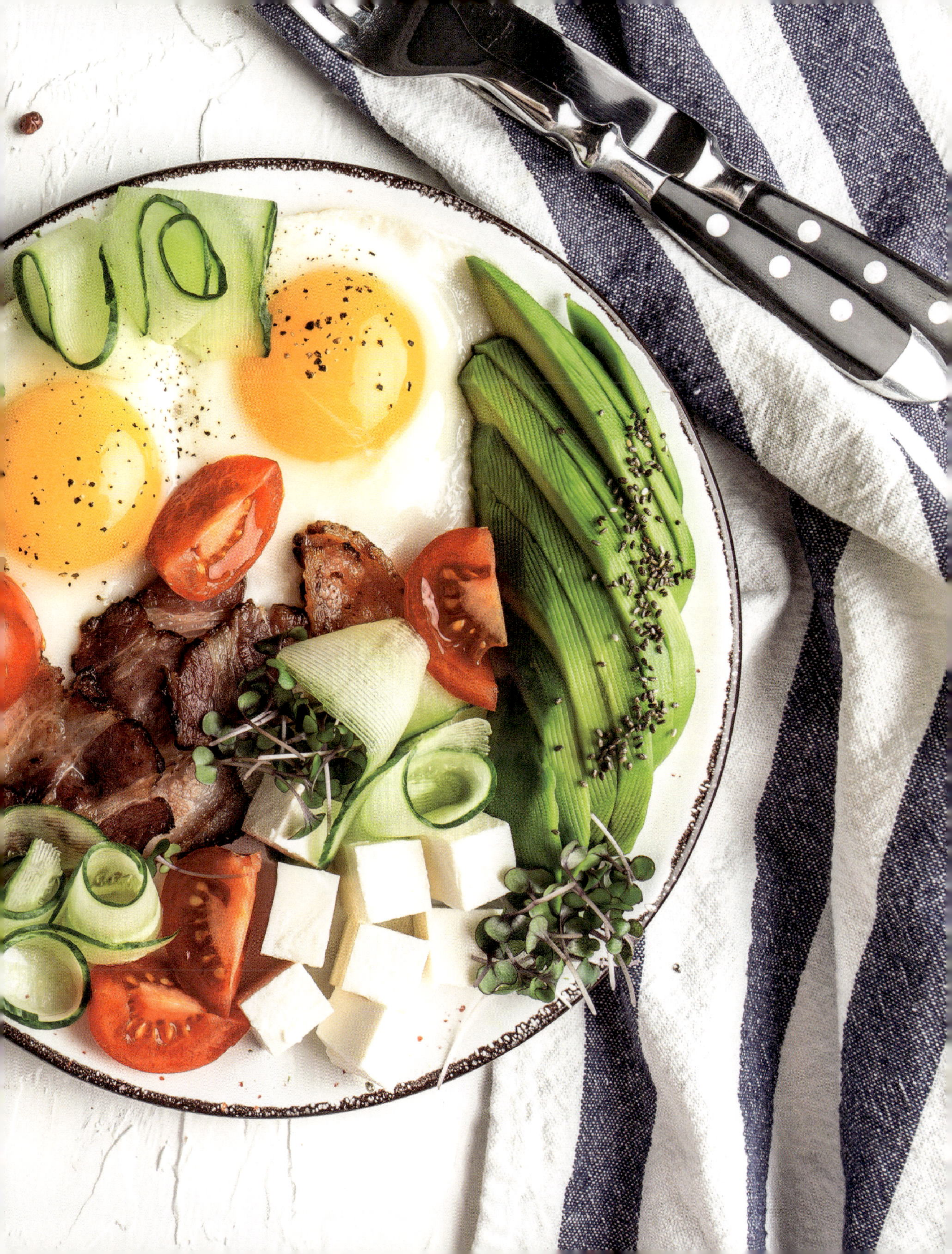

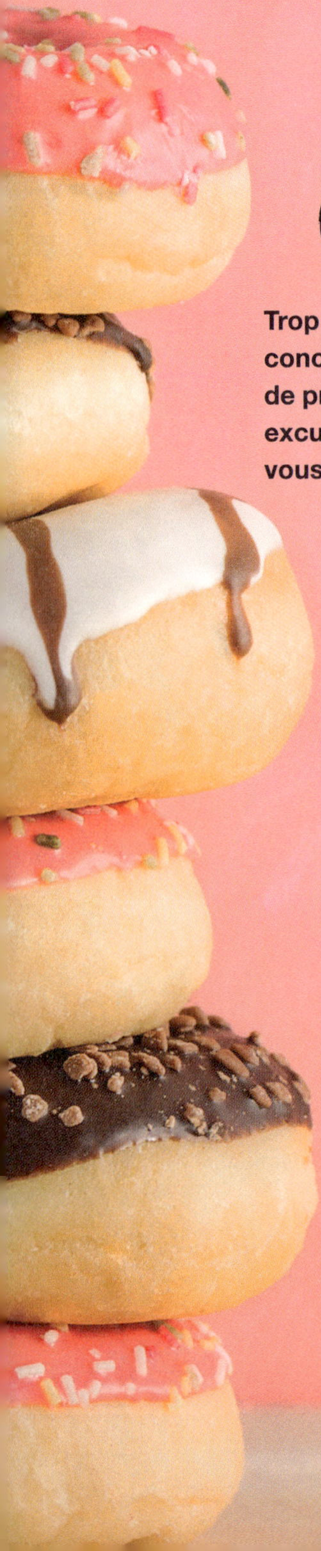

KÉTOSCEPTIQUES

ON DÉMONTE LES IDÉES REÇUES !

Trop compliqué, dur à suivre, déséquilibré, mauvais pour la santé… les préjugés concernant l'alimentation cétogène ne manquent pas. Mais si on se penche de près sur tout ça, les arguments des détracteurs ne sont que de mauvaises excuses ! Je laisse ici la parole aux scientifiques de LaNutrition.fr qui vont tout vous expliquer.

FAUX

LE CERVEAU A BESOIN DE SUCRE

Bien que l'on ait de tout temps affirmé que le glucose était le principal carburant du cerveau, on sait aujourd'hui qu'il peut tout à fait s'en passer. Ainsi, sans que l'on en connaisse encore précisément les mécanismes, les recherches montrent une amélioration de certaines maladies neurologiques avec une alimentation cétogène : maladies d'Alzheimer et de Parkinson, syndrome de De Vivo, épilepsie, migraines… Réduire drastiquement les glucides aurait aussi un impact positif chez les enfants souffrant d'hyperactivité. Au-delà de ces constats, le cerveau est un organe essentiellement composé de gras auquel un régime riche en certaines graisses pourrait bien profiter. D'ailleurs, dans les troubles de l'humeur (dépression, bipolarité…), c'est davantage une carence en acides gras oméga-3 (qu'on trouve dans certaines huiles, certaines graines et les poissons gras) qu'en glucides qui est impliquée.

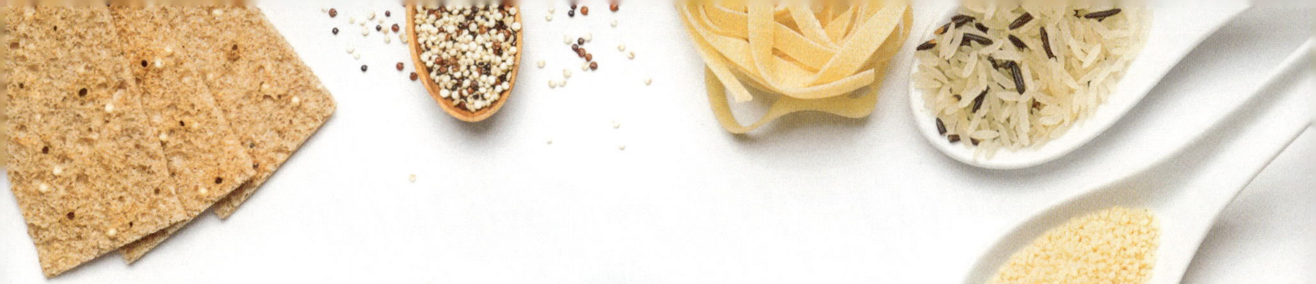

FAUX

LES GLUCIDES SONT INDISPENSABLES À L'ORGANISME

Seules les graisses et les protéines sont des nutriments dits « essentiels », c'est-à-dire qu'il est absolument nécessaire d'en consommer chaque jour. Ce n'est pas le cas des sucres ! En l'absence de glucides, l'organisme s'adapte. Comme nous l'avons vu, le foie fabrique à partir des matières grasses des composés appelés cétones que les cellules n'ont aucune difficulté à utiliser comme source d'énergie. Par ailleurs, le foie reste capable de fabriquer du glucose à la demande, notamment pour permettre le bon fonctionnement de certaines cellules comme les globules rouges, par exemple. On peut donc se passer de pain, de pâtes, de riz, de biscottes et de biscuits sans se mettre en danger (d'ailleurs, dans l'histoire de l'humanité, les phases au cours desquelles l'alimentation humaine contenait peu de glucides constituent davantage la règle que l'exception).

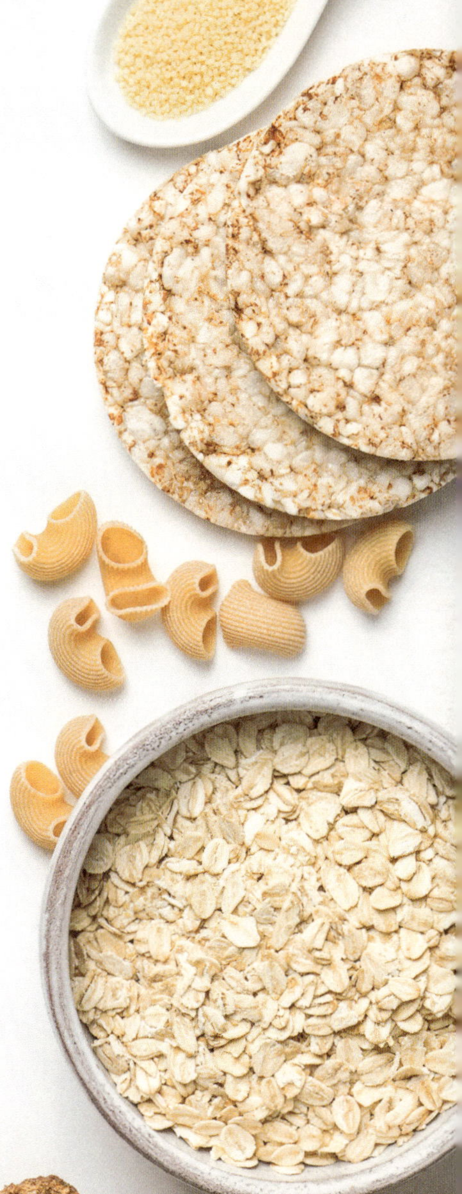

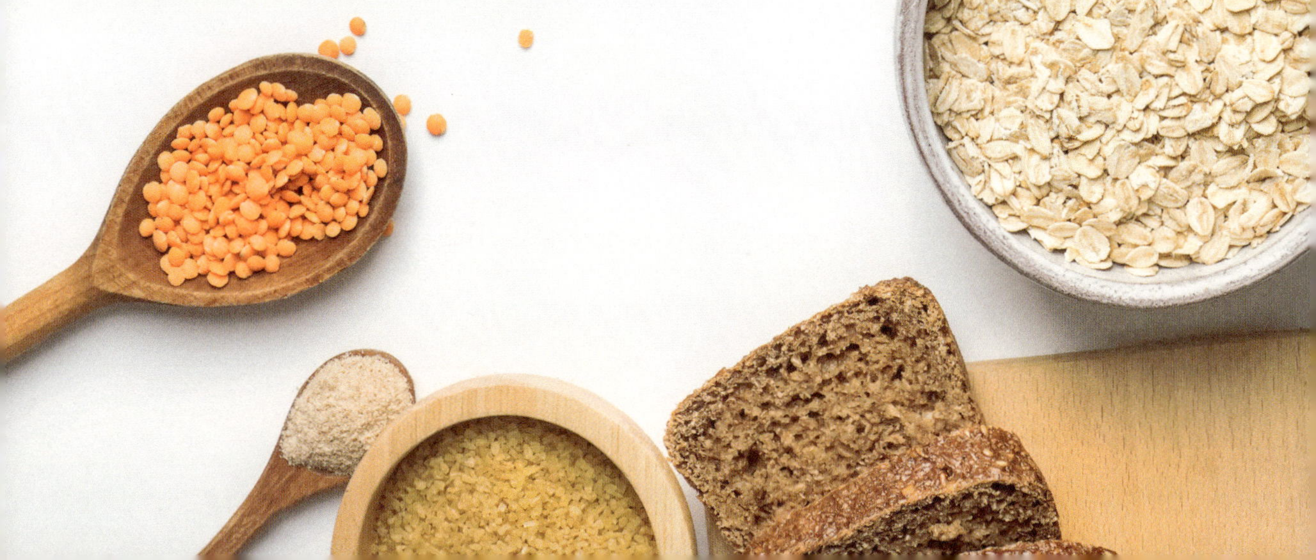

FAUX

L'ALIMENTATION CÉTO N'EST PAS SOUHAITABLE SI ELLE DURE DANS LE TEMPS

Au contraire, l'alimentation cétogène n'est pas une simple parenthèse alimentaire destinée à perdre des kilos en trop. À partir du moment où on reprend une alimentation normale, c'est-à-dire riche en glucides, le risque est de reprendre le poids perdu, voire davantage (le fameux effet yo-yo) et de perdre les bénéfices de la diète cétogène. Plus qu'un régime, c'est un mode de vie à adopter dans la durée. Vous verrez, l'essayer, c'est l'adopter.

FAUX

MANGER AUTANT DE GRAS, CE N'EST PAS BON POUR LA SANTÉ

Contrairement à ce qu'on pourrait croire, un taux sanguin de triglycérides (graisses) élevé n'est pas directement lié à une surconsommation de graisses, mais bel et bien à une surconsommation de sucres ! Des études ont ainsi montré que plus une alimentation est riche en glucides, plus le taux de triglycérides augmente dans le sang. Et ce n'est pas tout, plus le taux de triglycérides est élevé et plus le taux de « bon » cholestérol (HDL) est bas. Par ailleurs, consommer beaucoup de gras permet d'atteindre un bon niveau de satiété avant d'avoir consommé trop de calories. Autrement dit, en mangeant beaucoup de graisses, on ne mange jamais trop.

FAUX

ON RISQUE L'HYPOGLYCÉMIE EN PERMANENCE

Dans les premiers jours, lorsque le corps entre en cétose, on peut ressentir une certaine faiblesse et de la fatigue. Mais une fois ce cap de quelques jours franchi, le corps s'est adapté et une nouvelle source de carburant s'est mise en place. La glycémie reste certes basse — c'est l'effet recherché — mais sans danger. Et là, on commence à avoir vraiment la pêche.

FAUX

ON RISQUE DE MANQUER DE VITAMINES

En supprimant la plupart des aliments riches en glucides (céréales et produits sucrés), on se débarrasse des « calories vides » (c'est-à-dire d'une énergie dépourvue de nutriments intéressants comme des vitamines, des minéraux, des graisses essentielles). Avec l'alimentation kéto, on les remplace par des aliments nutritionnellement denses comme les légumes verts, les produits laitiers entiers, les baies, les noix et graines qui apportent un large panel de vitamines et minéraux.

FAUX

IL N'Y A PAS ASSEZ DE FIBRES

Beaucoup d'aliments phares du régime cétogène sont très riches en fibres : légumes verts, baies, graines, oléagineux (amandes, noix…), farines de coco ou de lin, etc. Adopter une telle alimentation permet d'augmenter ses apports en fibres (bénéfiques entre autres au transit et à la santé cardio-vasculaire), notamment pour les personnes qui auparavant consommaient peu de légumes.

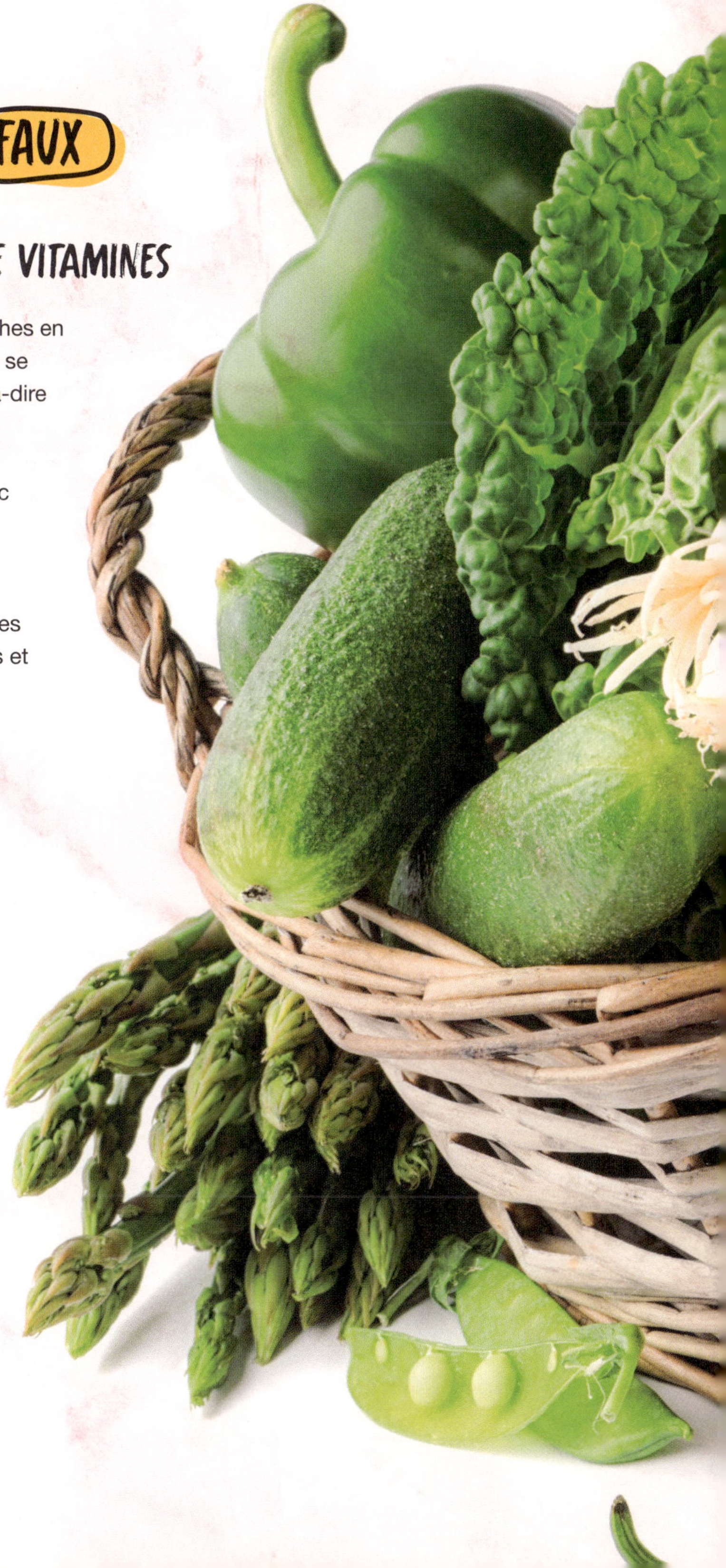

FAUX

IL FAUT DIRE ADIEU À TOUT CE QUI EST BON

Avec du fromage, des charcuteries, des viandes — même grasses —, des plats en sauce, des gratins, de la crème… les becs salés vont se régaler. Quant aux becs sucrés, pas de privations en vue : il est tout à fait possible de réaliser de succulents desserts en utilisant de la poudre et de la purée d'oléagineux, de la pâte à tartiner low carb, du chocolat à fort pourcentage de cacao, du mascarpone, de la crème, des produits laitiers entiers, des laits et des crèmes végétaux et certains édulcorants (érythritol…). Vous trouverez d'ailleurs dans ce livre des recettes gourmandes pour vous en convaincre !

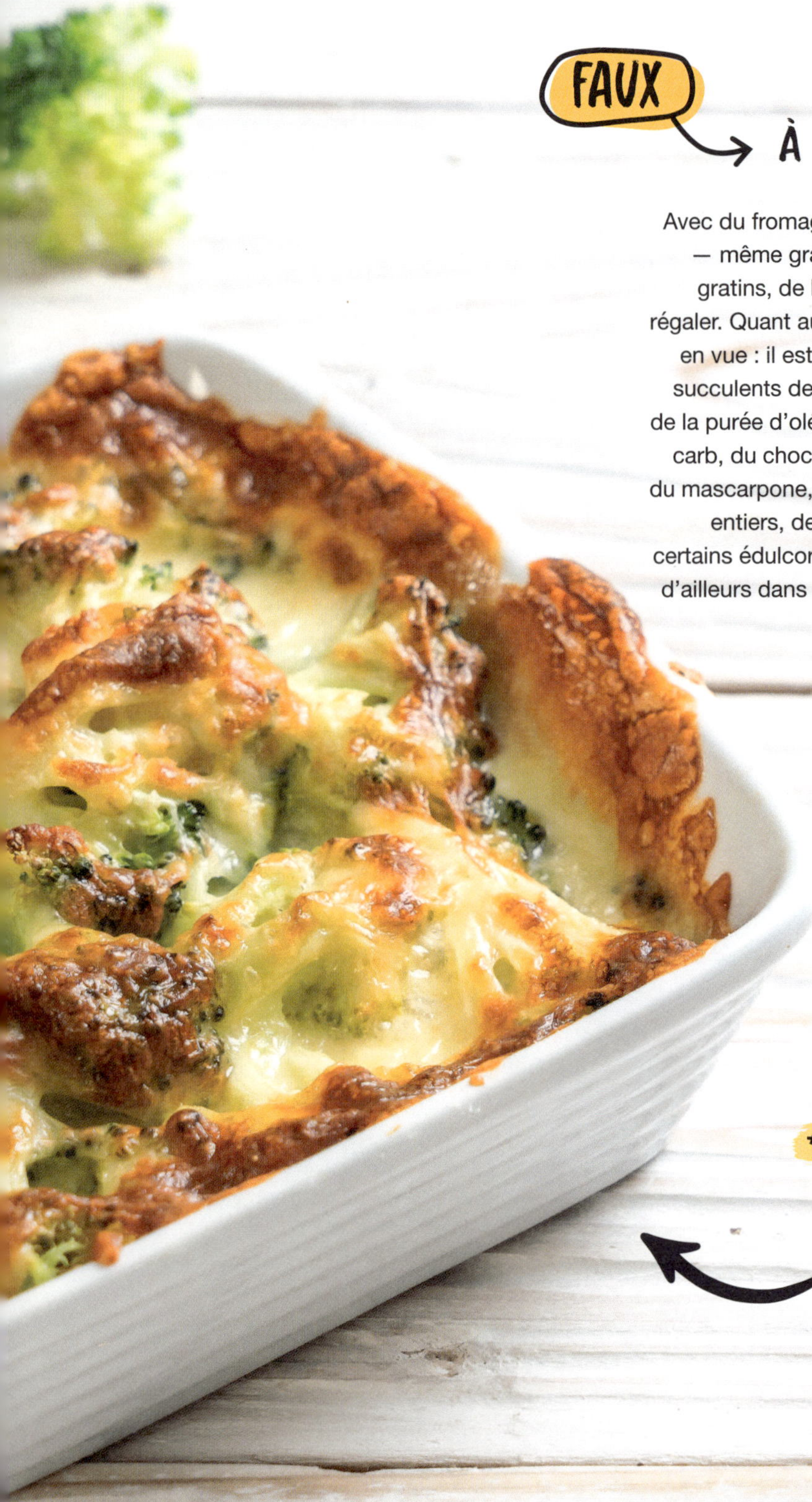

Crème + fromage + légumes de votre choix = un délice !

FAUX

JE VAIS AVOIR FAIM TOUT LE TEMPS

Le meilleur moyen de contrôler son appétit et de dire adieu aux fringales est justement de réduire les glucides tout en augmentant les graisses. En effet, la consommation de sucres et de produits raffinés (plats préparés, pizzas, burgers, pain blanc…), même en petite quantité, a tendance à augmenter la faim en entraînant de brutales variations de la glycémie et donc de la sécrétion d'insuline. Rapidement assimilés, les produits sucrés génèrent une hausse rapide du taux de glucose sanguin aussitôt maîtrisée par une hypersécrétion d'insuline qui elle-même va favoriser une brutale chute de la glycémie (une « hypoglycémie réactionnelle ») favorable aux envies de sucre. Vous n'avez jamais remarqué à quel point on a envie de gâteaux après avoir consommé des… gâteaux ? Un cercle vicieux ! Par ailleurs, en valorisant la consommation de bonnes matières grasses, de protéines, de légumes riches en fibres, l'alimentation cétogène cale vite et longtemps. Magique !

FAUX

C'EST COMPLIQUÉ DE FAIRE DU SPORT SANS GLUCIDES

Pour preuve, certains sportifs ont même adopté un régime cétogène dans l'objectif d'améliorer leurs performances. Toutefois, au moment de la mise en place de l'alimentation kéto, il peut être préférable d'opter pour des activités douces comme le pilates, le yoga ou la marche. Au bout de quelques jours, quand le corps aura trouvé sa nouvelle source d'énergie, toute autre activité peut être reprise. Si vous voulez en savoir plus, consultez *Le Régime cétogène pour les sportifs* du Dr Fabrice Kuhn (éditions Thierry Souccar).

FAUX

C'EST TROP COMPLIQUÉ DE TOUT CALCULER

Vous n'êtes pas obligé de tout calculer ! Si vous souhaitez le faire, sachez que compter ses macronutriments (lipides, protéines, glucides) n'est en soi pas très compliqué une fois que l'on en a pris l'habitude. Cependant, il n'est pas nécessaire de le faire pour passer au cétogène. Si vous respectez la liste des aliments autorisés et interdits, que vous mangez raisonnablement, et que vous écoutez votre corps, foncez ! Essayez tout de même de faire des dosages sanguins régulièrement pour déceler d'éventuelles carences (ce qui est très rare avec l'alimentation cétogène).

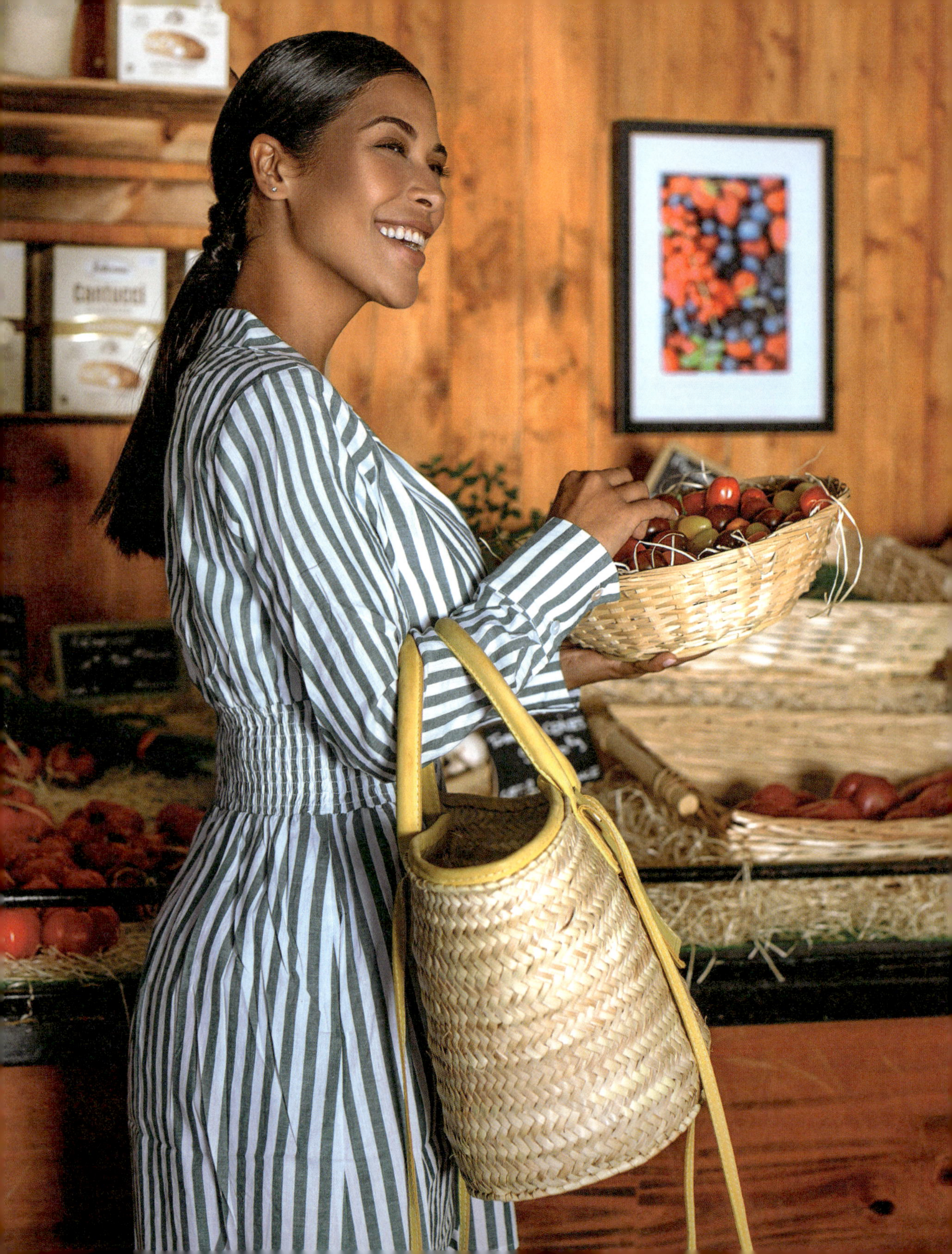
Cantucci

TOUT CE QUE L'ALIMENTATION KÉTO *m'a apporté*

L'alimentation cétogène a révolutionné ma vie... en mieux. Dans cette partie, je vous dévoile tous les bienfaits incroyables que ça m'a apporté. C'est parti !

J'ai perdu beaucoup de poids

Après mon accouchement, j'avais une trentaine de kilos en trop… Grosse angoisse ! Avec le kéto et la quasi-suppression des glucides, on brûle ses réserves de graisses ! Dès le premier mois, ma balance a affiché 10 kilos de moins ! Et au bout d'un an, j'ai perdu 25 kilos et quasiment retrouvé ma silhouette d'avant. Alors qu'avec les autres régimes que j'avais testés, je reprenais toujours les kilos perdus, là, j'ai continué à fondre régulièrement jusqu'à quasiment atteindre mon objectif aujourd'hui. Je ne me suis jamais sentie découragée. Bien sûr, à cause des différents phénomènes qui se passent dans le corps (variations hormonales, stress, rétention d'eau…), il arrive parfois que la balance remonte un peu ou stagne, et c'est tout à fait normal, mais tout revient vite dans l'ordre. La transformation est si impressionnante que certaines personnes que je n'avais pas vues depuis longtemps ne m'ont même pas reconnue !

Je me suis libérée du sucre

Le sucre et les féculents, je vivais avec depuis ma naissance. Je ne m'étais jamais posé la question de leurs méfaits sur la santé ni de leur capacité à engendrer silencieusement une véritable dépendance. C'est une vraie drogue ! Avant, je pouvais me relever la nuit pour m'enfiler un quatre-quarts entier. Consommer des produits sucrés, des plats préparés (pizzas, burgers…) et des aliments raffinés (pâtes et riz blancs, baguette…), c'est la simplicité et la facilité au quotidien mais c'est surtout un piège ! Le kéto m'a fait prendre conscience de la responsabilité des glucides dans ma prise de poids et mes crises de boulimie. Il m'a surtout sevrée du sucre. Aujourd'hui, je ne ressens presque plus du tout le besoin ni l'envie d'en consommer.

Je digère beaucoup mieux

Avant le kéto, je consommais finalement peu de légumes, d'oléagineux (amandes, noix…) et de graines, et j'étais souvent ballonnée. En augmentant la part de fibres et de matières grasses dans mon assiette, j'ai un meilleur transit, les ballonnements et les douleurs ont drastiquement diminué. Fini aussi les remontées acides et les aigreurs d'estomac dont je souffrais jour et nuit : j'ai même retiré les médicaments de secours de mon sac à main, une petite victoire !

JE SUIS SUPER EN FORME

J'ai retrouvé une belle énergie et une clarté d'esprit. Avant, j'avais des coups de mou dans la journée ; aujourd'hui, j'ai du tonus en permanence. L'alimentation cétogène maintient constants mes taux d'insuline et ma glycémie étant donné que je consomme beaucoup moins de glucides, ce qui empêche les coups de barre et les envies de sucre liées aux hypoglycémies réactionnelles. Avant, j'allais m'affaler dans le canapé après le déjeuner, incapable de travailler. En l'absence de glucides, la digestion est plus facile et je n'ai plus envie de sieste après les repas.

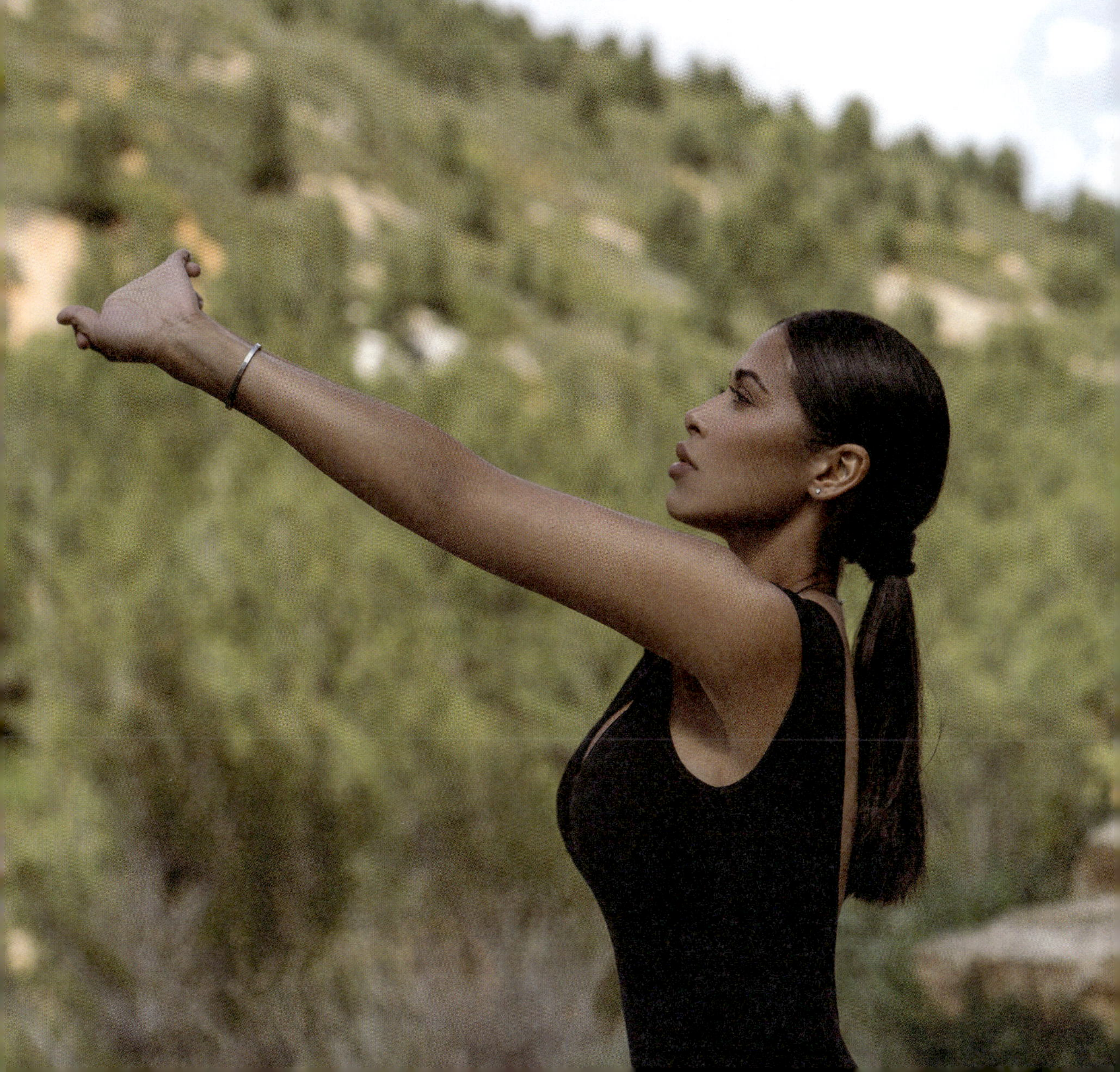

AUJOURD'HUI, JE MANGE CE QUE JE VEUX

Avec l'alimentation cétogène, je me suis réconciliée avec mon réfrigérateur. Tous les aliments que j'aime et que je pensais « interdits » sont devenus des indispensables à ma perte de poids et j'ai pu les réintroduire dans mon quotidien : crème fraîche, huile, beurre, fromage, charcuterie, avocat, plats en sauce, gratins… Et j'ai découvert que même les pâtisseries et les desserts peuvent figurer au menu, à condition de les préparer moi-même avec les bons ingrédients (poudres et purée d'oléagineux, crème, chocolat à plus de 85 % de cacao, faux sucres…). Je n'ai donc jamais l'impression de me priver et je ne me sens jamais frustrée. En fait, je n'ai pas la sensation d'être au régime. C'est vrai que parfois, j'ai des envies de pizza, de fast-food ou d'un plat de pâtes (qui sont des aliments proscrits de l'alimentation kéto) mais c'est si rare que je préfère m'autoriser un petit écart exceptionnel plutôt que de m'imposer une frustration et de risquer d'exploser un jour avec violence ! Je vous mentirais si vous disais que tout est tous les jours parfait. Alors oui, ça m'est déjà arrivé de faire des écarts, mais les envies sont si rares avec l'alimentation kéto, que cela ne m'a pas empêché de réussir à stabiliser mon poids durablement.

Du chocolat, oui ! Mais à plus de 85 % de cacao.

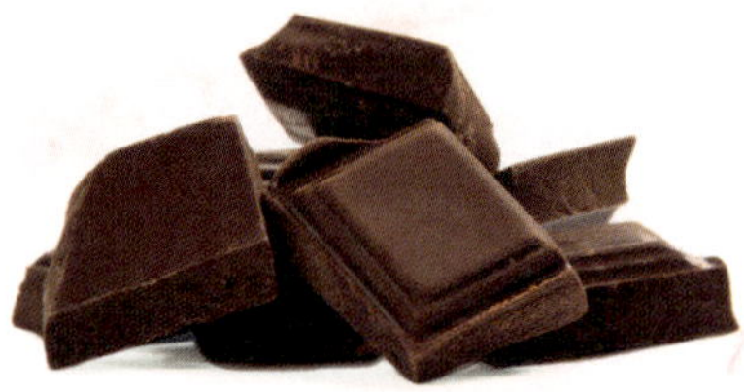

MON ALIMENTATION EST DE MEILLEURE QUALITÉ

Fini les achats en gros en drive, au supermarché et les plats tout prêts à emporter. Je fais maintenant la plupart de mes courses au marché (primeur, boucher, fromager, poissonnier…) et je complète en allant de temps en temps dans les supérettes. Pour maîtriser la quantité de glucides dans mon alimentation, j'ai renoncé à la grande majorité des produits ultratransformés — même salés — car ils contiennent des glucides cachés, notamment sous forme de sirop de glucose ou d'amidon de maïs. Cuisiner soi-même c'est finalement la meilleure façon de savoir ce que l'on met dans son assiette. Je mange aussi plus de légumes qu'avant, tout simplement parce que je peux les noyer dans la crème et le fromage râpé, ce qui les rend vraiment plus gourmands. Petit à petit, je me suis tournée vers des aliments bruts et de qualité et mon assiette est devenue plus saine.

JE NE FAIS PLUS BANDE À PART

Alors que la plupart des régimes que j'ai pu tester m'obligeaient à me préparer des repas différents du reste de ma famille, l'alimentation cétogène ne m'a jamais marginalisée. La base des menus est la même pour tout le monde, par exemple un plat de viande ou de poisson accompagné de légumes et j'ajoute pour mon fils, mon compagnon ou ma maman… des pâtes, du riz, des pommes de terre… C'est simple et au moins on partage vraiment les repas.

JE DORS MIEUX

Avant d'adopter l'alimentation cétogène, j'avais facilement besoin de 9 à 10 h de sommeil et, malgré cela, je me sentais tout le temps fatiguée, même au réveil. L'après-midi, je faisais aussi de longues siestes pour tenir le coup. Mes nuits étaient hachées, je me réveillais souvent. Comme je consommais du sucre toute la journée, mon corps m'en réclamait aussi la nuit et il est souvent arrivé que je me lève pour me faire des tartines de quatre-quarts à la pâte à tartiner. Tout ça, c'est fini ! Je dors moins, mais beaucoup mieux. Mon sommeil est beaucoup plus réparateur et je n'ai plus de crises nocturnes.

JE FAIS PARTIE D'UNE COMMUNAUTÉ

Avec le kéto, j'ai découvert un monde dont j'ignorais l'existence, une véritable communauté avec beaucoup de soutien, d'entraide… comme une seconde famille ! Cette alimentation améliore le quotidien de beaucoup de personnes souffrant de surpoids, de diabète, de migraines… Entre nous, on échange des conseils, des recettes, des astuces. Lorsque j'ai démarré le kéto et commencé à en parler sur les réseaux, j'ai vraiment été surprise et touchée par le nombre de personnes en surpoids qui m'ont suivie et m'ont fait confiance. J'ai reçu des tas de messages de remerciement et certains m'ont même fait pleurer. Je leur ai beaucoup donné, et elles m'ont beaucoup donné en retour. Je ne serai d'ailleurs pas là à écrire ce livre s'il n'y avait pas eu un tel engouement, une telle demande, autour de mon expérience.

J'ai des abonnées en or sur Instagram !

@ayemnour

J'AI UNE PLUS JOLIE PEAU ET MES CHEVEUX ET MES ONGLES SONT FORTIFIÉS

À 30 ans, sur un coup de tête, j'ai coupé court mes longs cheveux épais. Je m'en suis mordu les doigts. Par la suite, ils poussaient difficilement et étaient plus fragiles et ternes. Avec mon changement d'alimentation et mon passage au kéto, ils se sont mis à repousser à une vitesse incroyable. Plus je perdais du poids, plus mes cheveux s'allongeaient ! Fragilisés par de trop nombreuses manucures, mes ongles aussi se sont refait une santé avec ce régime : ils sont plus forts et plus beaux. Quant à ma peau, elle a plus d'éclat et moins d'imperfections. La raison de cette transformation ? L'alimentation cétogène m'a apporté plein de nutriments dont je manquais, notamment certains acides gras que l'on trouve dans les aliments riches en graisses comme l'avocat et le saumon et certaines vitamines et minéraux présents dans les légumes et les graines.

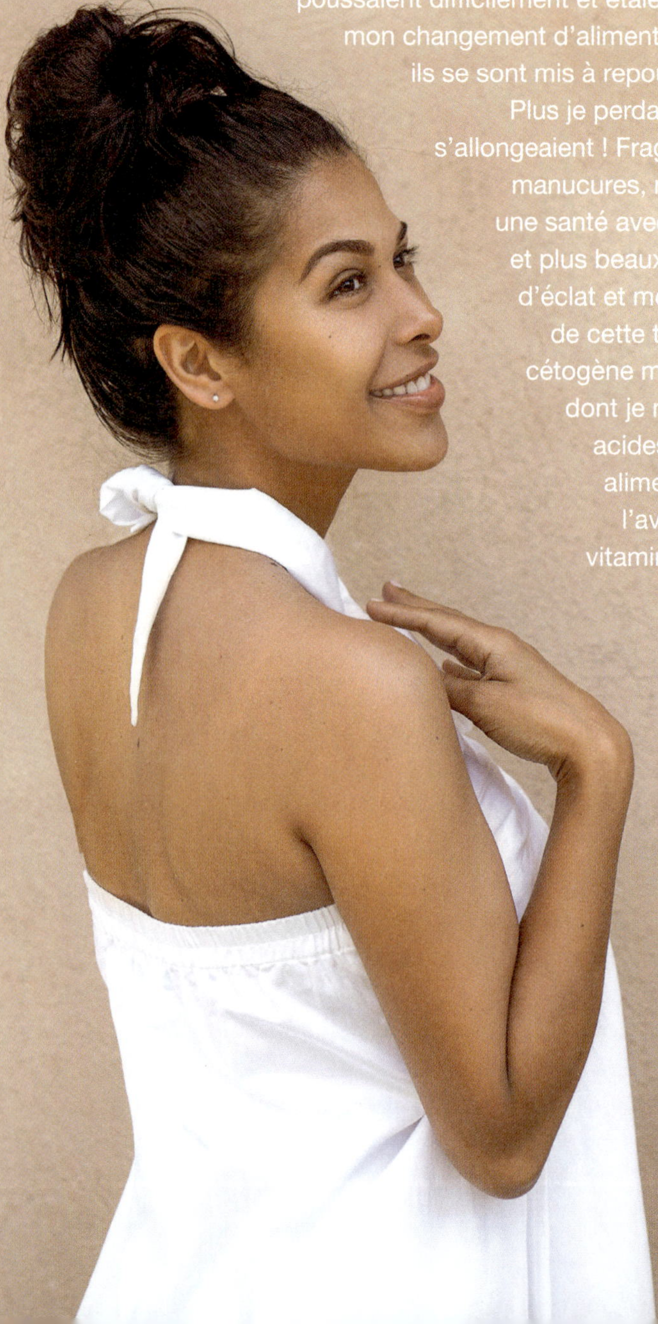

« Ce qui te manque, cherche-le dans ce que tu as ! »

Koan Zen

MA NOUVELLE ALIMENTATION PROFITE AUSSI À MES PROCHES

Avant le kéto, je n'y connaissais pas grand-chose en nutrition et, à la maison, on se nourrissait de burgers, pizzas, pommes de terre, biscuits, pâte à tartiner… Un peu comme tout le monde, quoi ! Cette méthode m'a fait prendre conscience que non seulement l'industrie agroalimentaire me faisait du mal, mais qu'elle empoisonnait aussi mon fils. Quand on regarde la quantité de sucres que contiennent les céréales de petit déjeuner pour enfants, c'est juste scandaleux ! Désormais, je ne lui donne plus n'importe quoi à manger. Il n'est privé de rien, mais je fais maintenant attention à la qualité, je lis les étiquettes et je choisis mieux les produits que j'achète. Et puis, grâce au kéto, lui aussi consomme davantage de légumes et comme c'est sous forme de gratins, avec de la crème et du fromage, ça passe tout seul !

JE SUIS PLUS EN PHASE AVEC MOI-MÊME

Suivre le kéto a déclenché chez moi une véritable prise de conscience. Avant, je ne me rendais pas compte — ou je préférais ne pas me rendre compte — de certaines choses importantes (comme l'alimentation), je vivais dans un monde de paillettes plutôt superficiel. Lorsque j'ai entamé le régime cétogène et que j'ai commencé à faire attention à ma façon de me nourrir, un cheminement s'est mis en place. J'ai ressenti le besoin de prendre davantage soin de mon fils, mais aussi de faire plus attention à moi, à ma santé, de prendre soin de mon corps dans sa totalité, non seulement en faisant attention à mon poids mais aussi à mes cheveux et à ma peau. Maintenant, je regarde la composition des cosmétiques, je prends du temps pour moi, j'essaie d'harmoniser mon corps et mon esprit, je fais en sorte d'être plus zen et plus sereine. D'abord focalisée sur l'alimentation, la transformation est devenue plus globale. Cela se manifeste aussi dans ma démarche d'influenceuse : j'ose me dévoiler telle que je suis (mes story sont aussi sans filtre !), de manière plus sincère et authentique.

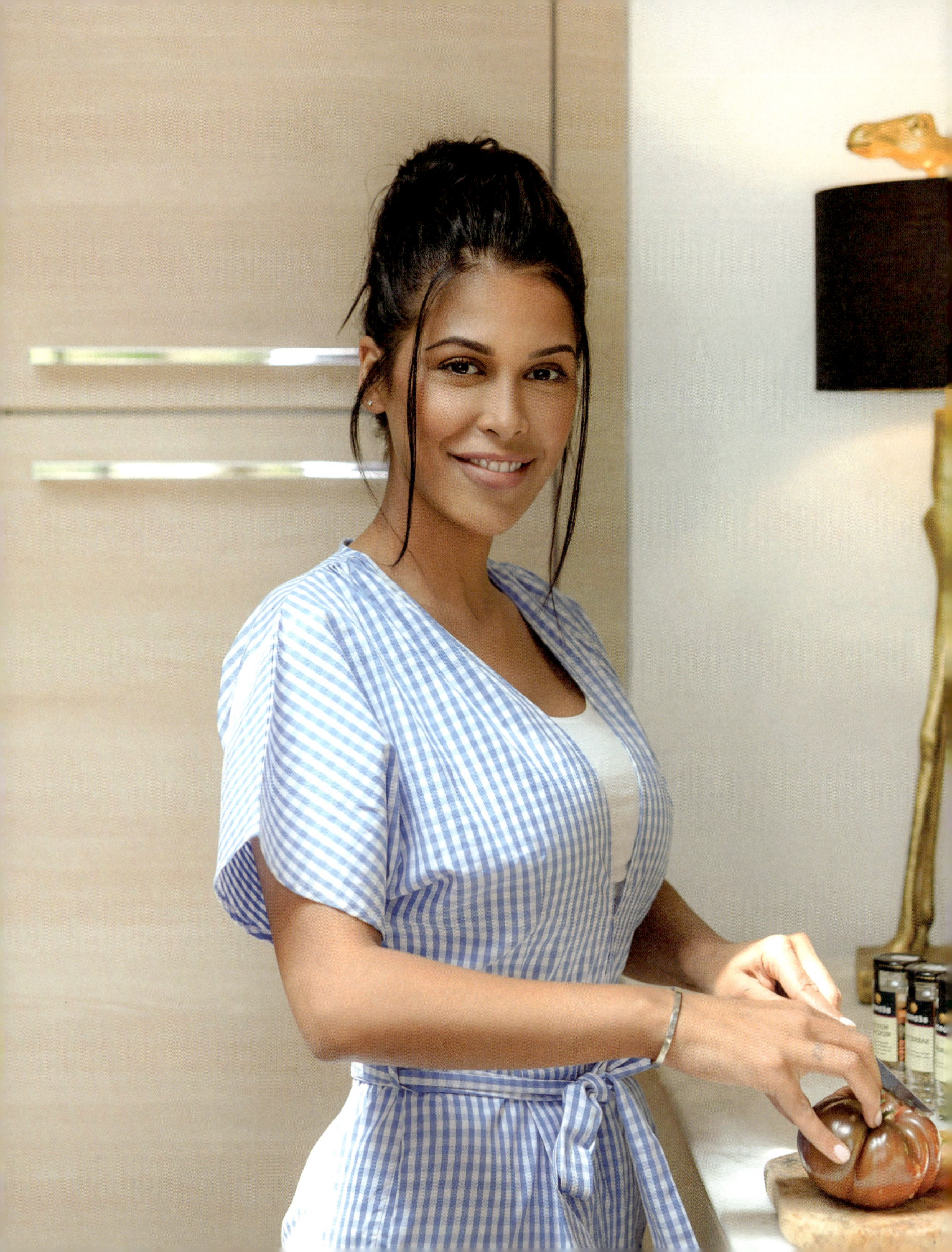

LE RÉGIME KÉTO

En pratique

Alors que je connaissais cette méthode d'alimentation depuis quelques années, j'ai mis du temps avant de me lancer réellement. Cela me semblait si compliqué et angoissant, tous ces chiffres, cette comptabilité de glucides, de lipides, de protéines... Pour moi, quand on aime, on ne compte pas !

Alors j'ai fonctionné avec le cœur.

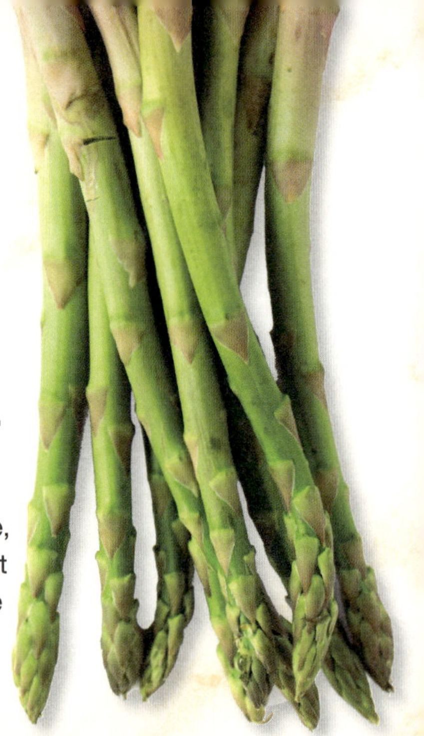

Comment j'ai abordé le régime kéto

J'ai appliqué les grands principes de l'alimentation cétogène, j'ai suivi à la lettre les listes d'aliments autorisés et interdits et j'ai composé mes assiettes avec du bon sens : une cuisse de poulet revenue dans de la matière grasse, un demi-avocat, un gratin de courgettes avec de la crème et du fromage râpé, un yaourt à la grecque… Jamais dans l'excès, mes portions étaient raisonnables et je ne me prenais pas la tête. Mais attention, on ne peut manger beaucoup plus de gras que si on réduit drastiquement ses apports en glucides. Parce que si on cumule gras et sucre, bonjour le cocktail détonnant... Les kilos ne sont pas près de partir dans ces conditions ! Résultat : j'ai perdu beaucoup de poids et, entre nous, je continue à ne rien compter ni peser ! C'est en effet plutôt difficile de se lancer dans de savants calculs sur les quantités de glucides, de lipides et de protéines quand on doit jongler avec une vie familiale et professionnelle bien remplie.

Avec ce livre, je veux montrer qu'on peut tous y arriver sans aucune difficulté.

Donc c'est parti ! Après la théorie, la pratique ! Voici, en détail et pas à pas, comment mettre en place l'alimentation cétogène et commencer, comme moi, à perdre du poids facilement et rapidement.

Mes 10 règles kéto

Davantage de graisses et un minimum de sucres : le moins que l'on puisse dire est que l'alimentation cétogène bouscule les codes nutritionnels dont nous avons l'habitude. Concrètement, cela signifie qu'il faut augmenter la part des aliments gras et des matières grasses, supprimer les féculents, les produits sucrés, certains fruits, légumes et laitages, consommer des protéines de manière suffisante et adopter de nouveaux réflexes en cuisine.

Alimentation classique

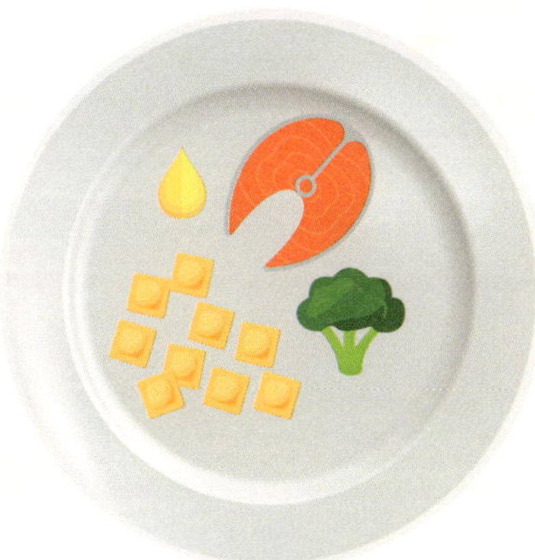

Pour passer au kéto, je supprime les aliments glucidiques et j'augmente la part des aliments gras et des matières grasses !

Alimentation kéto

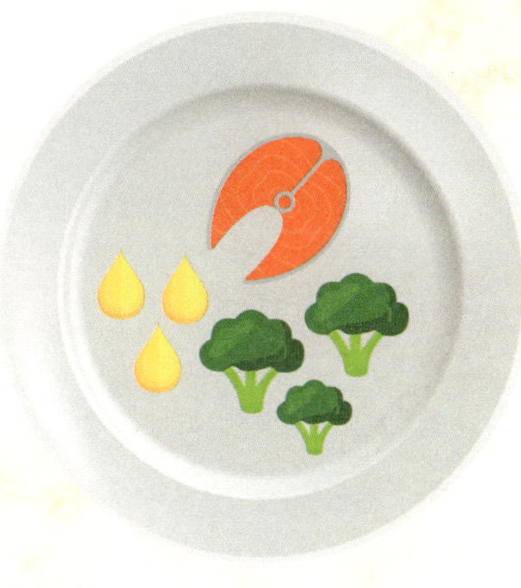

1 J'exclus les féculents et les produits sucrés

Comme je vous l'ai expliqué précédemment, les glucides (c'est-à-dire tous les sucres) influencent fortement la sécrétion d'insuline, hormone clé pour stocker ou déstocker les graisses. L'objectif, dans le kéto, est de ne pas en consommer plus de 20 g par jour, tant que la perte de poids n'est pas totalement amorcée. Ensuite, j'alterne avec des périodes low carb où je ne dépasse pas 50 g de glucides par jour, en fonction de mes envies, de mon appétit, de ma forme et de mon état émotionnel. En supprimant de l'assiette les aliments qui contiennent le plus de glucides, on force l'organisme à utiliser un autre carburant, les cétones, et on perd du poids. Ces aliments contiennent des sucres mais aussi de l'amidon. Ce sont :

- les céréales et leurs farines : blé, riz, avoine, maïs, épeautre, sarrasin, seigle… et bien évidemment leurs dérivés, pâtes, pains, biscottes, pains grillés, flocons d'avoine, de blé ;
- la pomme de terre et ses dérivés, la patate douce ;
- les légumineuses et leurs dérivés : lentilles, pois cassés, pois chiches, haricots secs, haricots rouges… et leurs farines ;
- les sucres blanc, roux, complet, la mélasse, le miel, les sirops d'agave et d'érable… et les produits qui en contiennent (pâtisseries, bonbons, desserts lactés, glaces, sodas, barres chocolatées, pâte à tartiner…) ;
- la plupart des fruits, les compotes et les jus de fruits.

2 Je mets à l'honneur les matières grasses et les aliments gras

C'est une des caractéristiques principales du kéto : on arrête de diaboliser les graisses, quelle que soit leur origine, et on cherche au contraire à augmenter leur part dans l'alimentation par tous les moyens. En effet, l'objectif est de pousser l'organisme à utiliser l'énergie venant, non plus des glucides, mais des lipides. Ainsi, on reste en forme, on déstocke et, en plus, on s'assure d'être rassasié ! On remet donc au menu tout ce que, croyant bien faire, on s'interdisait ou rationnait jusqu'à présent, c'est-à-dire :

- le beurre et la crème fraîche ;
- le saindoux, les graisses d'oie et de canard ;
- le fromage et les produits laitiers entiers ;
- les huiles (olive, colza, coco…) ;
- la charcuterie et les viandes grasses ;
- les oléagineux et les graines ;
- l'avocat.

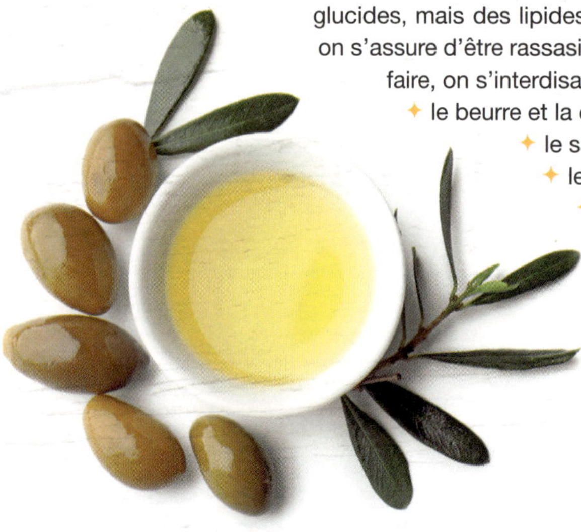

3 Je varie les sources de graisses

La qualité des graisses varie selon leurs sources avec, à chaque fois, des bénéfices santé, des saveurs et des utilisations culinaires différentes et complémentaires. Avec le kéto, aucune matière grasse ne doit être mise de côté. Il est au contraire préférable d'utiliser cette large palette pour satisfaire ses besoins, ne pas se lasser et bénéficier des atouts de chacune. On veille donc à varier avec ces différentes graisses.

- Les graisses saturées : graisses bovines et porcines (saindoux), crème (fraîche, fleurette…), beurre, produits dérivés du lait entier (mascarpone, cream cheese, yaourts entiers…), viandes grasses, charcuteries… L'idéal étant de privilégier une provenance de qualité, c'est-à-dire des élevages bio ou Bleu-Blanc-Cœur (animaux nourris avec une alimentation enrichie en graines de lin).
- Les graisses mono-insaturées (oméga-9) : huile d'olive, noix, arachides, avocat, graisses d'oie et de canard, foie gras…
- Les graisses polyinsaturées sources d'acides gras essentiels (oméga-3) : huiles de noix, colza, lin, chanvre, poissons gras (maquereau, sardine, saumon…), oléagineux (noix, graines de lin…)
- Les triglycérides à chaîne moyenne (TCM) : huile de noix de coco, beurre clarifié (ghee)… Ces graisses ont pour particularité de faciliter le passage à l'état de cétose.

Bon, ça semble un peu compliqué comme ça, tous ces termes scientifiques, mais l'important est de comprendre que, selon la source, la nature du gras change et que l'essentiel est de varier. Faites-vous plaisir, comme je le fais, c'est le plus important.

4 Je consomme suffisamment de protéines

Éléments de base de nos cellules, les protéines doivent être consommées chaque jour en quantité suffisante. Dans le kéto, leur quantité est légèrement diminuée par rapport à l'alimentation classique, mais couvre sans problème nos besoins essentiels.

L'objectif étant de réduire la part des glucides, il faut donc bannir les céréales et les légumineuses (qui sont de bonnes sources de protéines mais sont trop riches en glucides) et se tourner vers des sources de protéines animales et végétales très pauvres en glucides, c'est-à-dire :

- les viandes, les abats et les charcuteries de toutes sortes (choisissez de la charcuterie artisanale, sans sucres ajoutés et sans additifs si possible) ;
- les poissons (maigres et gras), les crustacés et les fruits de mer ;
- les œufs (bio et dont les poules sont élevées en plein air, ils seront plus riches en oméga-3) ;
- le soja, sous forme de tofu ou de tempeh, et le seitan (à consommer exceptionnellement car étant à base de blé, il contient des glucides) ;
- le fromage et les produits laitiers gras ;
- les oléagineux entiers, en poudre, en purée (noix, noisettes, amandes, pistaches…), en faisant attention aux quantités car ils contiennent un peu de glucides.

Pour couvrir les besoins quotidiens, il faut que l'assiette en contienne un peu à chaque repas.

5 J'augmente mes portions de légumes

Riches en fibres, en vitamines et minéraux indispensables à l'organisme, les légumes doivent être présents à tous les repas (environ 90 g en entrée, 150 g en accompagnement). Mais comme tous contiennent des glucides en quantité plus ou moins importante, je vous conseille de privilégier : le concombre, les choux (chou-fleur, chou kale, chou de Bruxelles, chou blanc, chou rouge, Romanesco…), la salade, la mâche, le cresson, le fenouil, les épinards, le céleri, la courgette, l'aubergine, le poivron, l'asperge, le brocoli, les champignons, l'oignon, les radis, les haricots verts, le navet, l'artichaut, la blette, le cornichon.

Cela ne signifie pas que vous devez bannir la tomate, la carotte, les courges ou la betterave qui sont plus riches en glucides. Cependant, je vous suggère — notamment lorsqu'on démarre le régime cétogène — de ne pas en consommer afin d'obtenir des résultats optimaux. Pour ma part, comme je ne savais pas que je pouvais en manger, je les ai réintégrés progressivement à mon alimentation, c'est-à-dire en petites quantités et de temps en temps.

6 Je consomme des fruits pauvres en sucres

Comme les légumes, les fruits sont gorgés de vitamines, minéraux et fibres. Malheureusement, la plupart d'entre eux sont aussi riches en sucres. Pour réduire la part totale des glucides dans l'alimentation, mieux vaut là aussi contrôler les quantités (100 g par portion) et s'en tenir aux moins sucrés : carambole, mûre, framboise, groseille, fraise, framboise, cassis, myrtille, citron, rhubarbe.

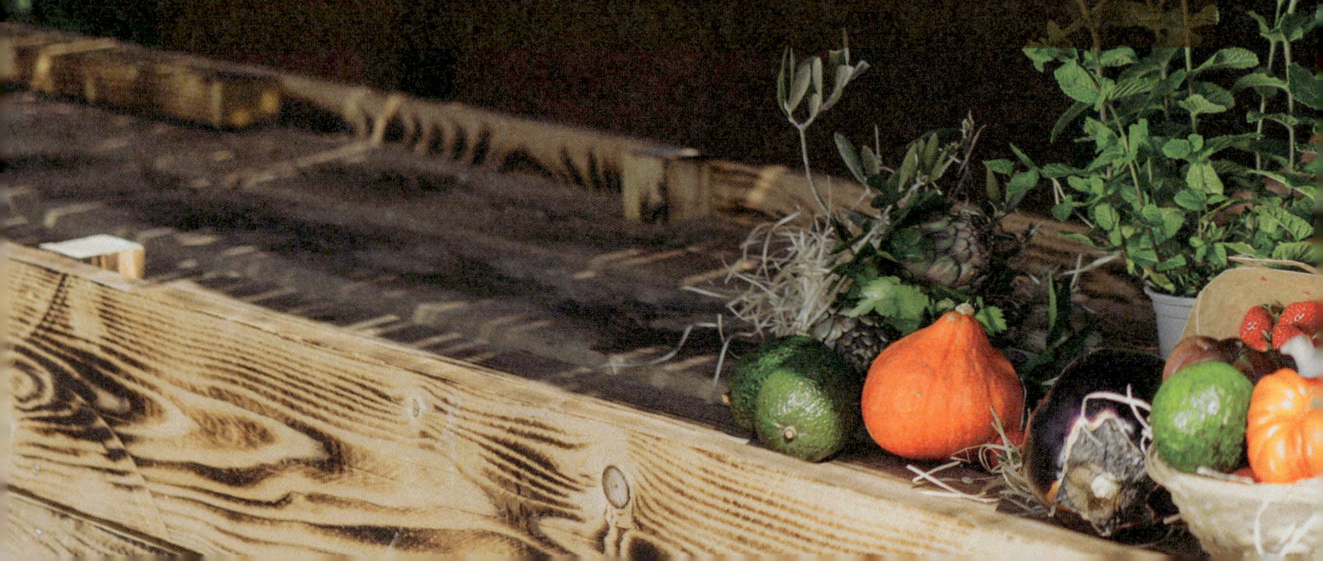

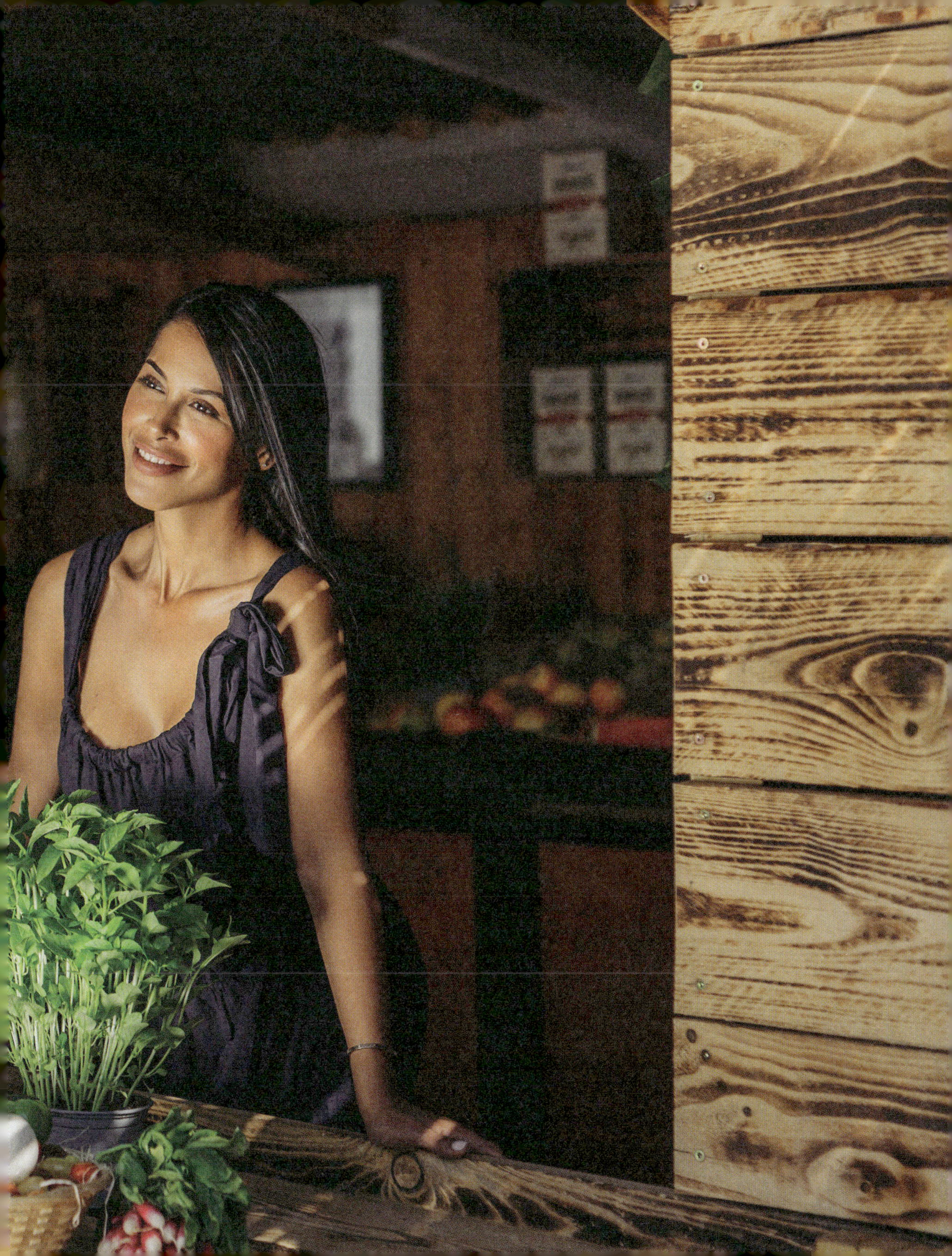

7 Je privilégie les produits laitiers entiers

Pour le kéto, ils sont doublement avantageux car ils apportent à la fois des protéines et, à condition de les choisir entiers, des graisses. Ils sont particulièrement rassasiants et peuvent figurer souvent au menu. Mais comme certains contiennent aussi des sucres, voici ceux qu'il faut favoriser : fromages, fromages à la crème (cream cheese), Carré frais de Gervais, St-Môret, yaourts à la grecque, petits-suisses à 60 % de matière grasse.

8 Je cuisine

Qu'ils soient salés ou sucrés, la plupart des produits ultra-transformés vendus en grandes surfaces contiennent des sucres cachés sous différentes formes et appellations (glucose, amidon, etc.). Le meilleur moyen de contrôler ses apports en glucides est de faire soi-même ses courses, ses menus et ses plats. Il existe une foule de recettes adaptées à l'alimentation cétogène : les possibilités sont infinies, et il y a vraiment de quoi s'amuser, varier et se régaler. Croyez-moi, pour ceux qui ne sont pas de grands cuisiniers, l'alimentation cétogène s'adapte à tous et à toutes les situations. Vous allez enfin savoir ce que vous consommez !

9 Maintenant, je décrypte les étiquettes

Comme il n'y a parfois pas moyen de se passer de certains achats au supermarché, mieux vaut apprendre à décoder les compositions des produits transformés. D'abord, pour choisir entre deux produits identiques, on se réfère à la quantité de glucides indiquée dans le tableau de valeurs nutritionnelles et on opte pour celui qui en contient moins de 5 g pour 100 g. On oublie le nombre de calories pour se concentrer sur la liste des ingrédients. On bannit donc les produits dont la composition mentionne parmi les ingrédients : sucre, sirop de glucose, sirop de glucose-fructose, sirop de sucre inverti, maltose, dextrose… (qui sont autant de sortes de sucres transformés utilisés par les industriels). Faites bien attention car on trouve, par exemple, du sucre dans… de la mayonnaise ou des tranches de jambon !

10 Je m'hydrate beaucoup

Je bois essentiellement de l'eau. Les autres boissons, y compris les jus de fruits et de légumes, renferment en quantité plus ou moins importante du sucre qui, sous forme liquide et en l'absence de fibres, provoque un pic d'insuline. Si vous trouvez l'eau plate trop fade, vous pouvez opter pour des boissons chaudes (tisanes, thés parfumés non sucrés), des eaux aromatisées naturellement avec des écorces d'agrumes (orange, citron, pamplemousse), des herbes fraîches (menthe, citronnelle, lavande) ou des bouillons. Perso, je suis une grande fan du bouillon d'os que je laisse mijoter de longues heures avec des épices, des légumes, des herbes. On peut aussi se préparer des cafés à la crème fraîche ou à la crème de coco, du thé vert à l'huile de coco ou encore des smoothies à base de légumes et d'huile ou de yaourt à la grecque… Vous n'êtes pas au bout de vos surprises !

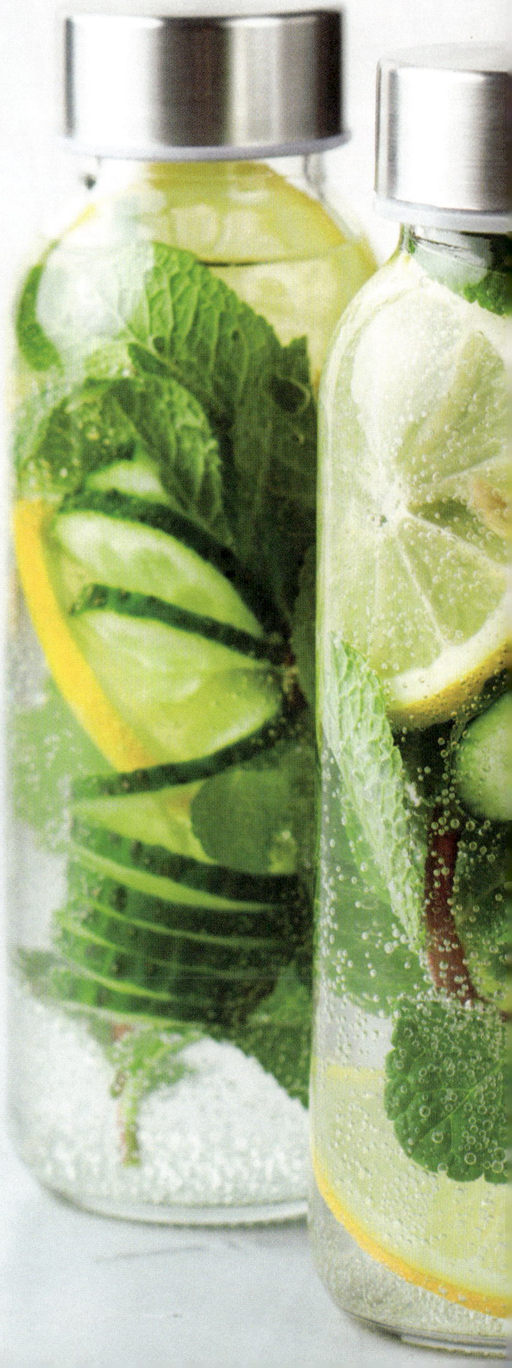

Citron + menthe + concombre
Pour donner du goût et de la fraîcheur !

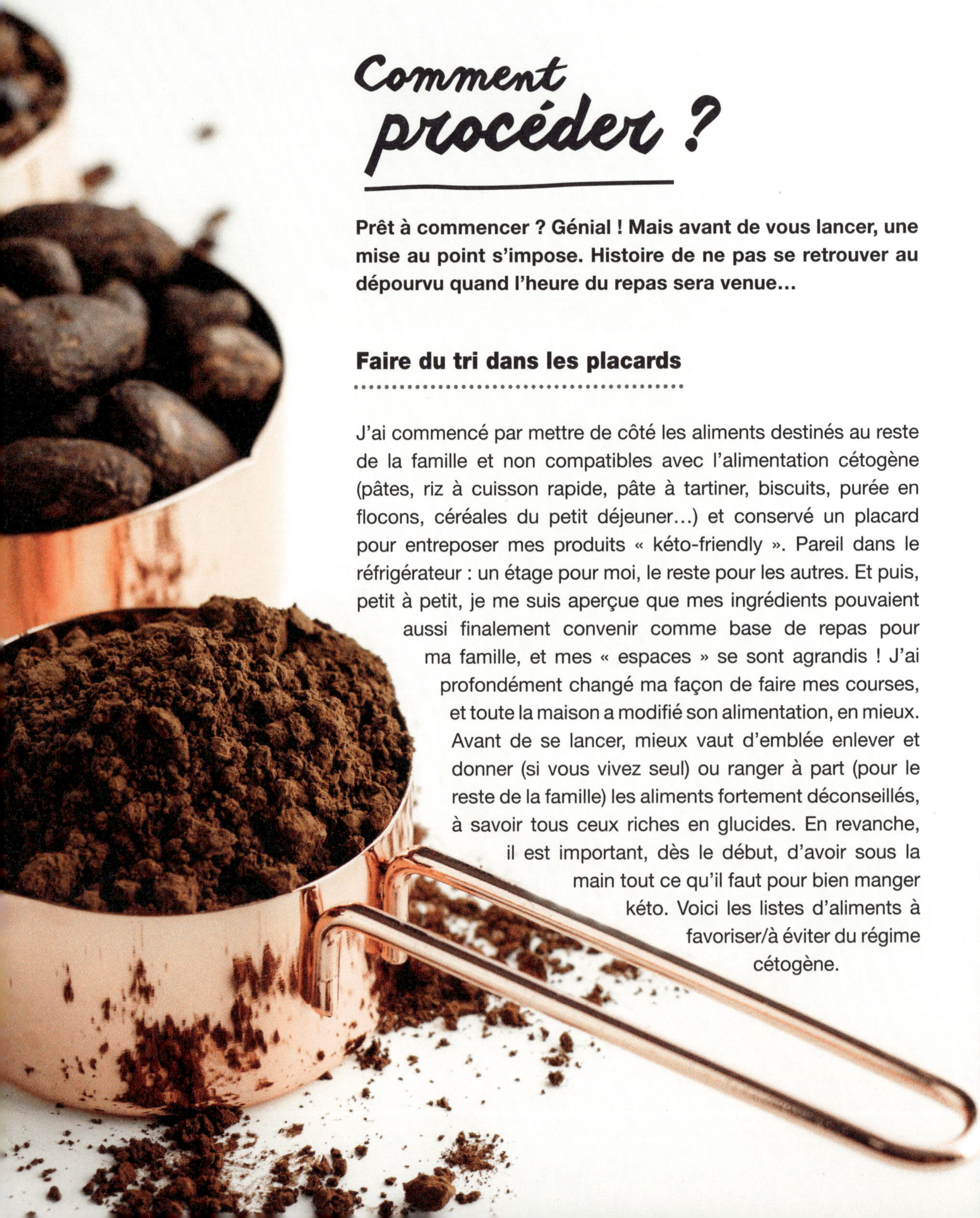

Comment procéder ?

Prêt à commencer ? Génial ! Mais avant de vous lancer, une mise au point s'impose. Histoire de ne pas se retrouver au dépourvu quand l'heure du repas sera venue…

Faire du tri dans les placards

J'ai commencé par mettre de côté les aliments destinés au reste de la famille et non compatibles avec l'alimentation cétogène (pâtes, riz à cuisson rapide, pâte à tartiner, biscuits, purée en flocons, céréales du petit déjeuner…) et conservé un placard pour entreposer mes produits « kéto-friendly ». Pareil dans le réfrigérateur : un étage pour moi, le reste pour les autres. Et puis, petit à petit, je me suis aperçue que mes ingrédients pouvaient aussi finalement convenir comme base de repas pour ma famille, et mes « espaces » se sont agrandis ! J'ai profondément changé ma façon de faire mes courses, et toute la maison a modifié son alimentation, en mieux. Avant de se lancer, mieux vaut d'emblée enlever et donner (si vous vivez seul) ou ranger à part (pour le reste de la famille) les aliments fortement déconseillés, à savoir tous ceux riches en glucides. En revanche, il est important, dès le début, d'avoir sous la main tout ce qu'il faut pour bien manger kéto. Voici les listes d'aliments à favoriser/à éviter du régime cétogène.

Je me régale avec

Légumes	Concombre, tomate, choux (chou-fleur, chou kale, chou de Bruxelles, chou blanc, chou rouge, Romanesco…), salade, mâche, cresson, fenouil, épinards, céleri, courgette, aubergine, poivron, asperge, brocoli, champignons, oignon, radis, haricot vert, navet, pois mange-tout, artichaut, bette, cornichon, herbes fraîches
Fruits	Carambole, mûre, framboise, groseille, fraise, framboise, cassis, myrtille, citron, rhubarbe
Oléagineux	Noix de macadamia, amande, noisette, noix de Grenoble, noix du Brésil, noix de pécan, graines de sésame
Produits laitiers	Crèmes fraîches entières, yaourts à la grecque, laits et crèmes végétaux sans sucre (amande, coco…), yaourt de soja, fromages, lait et crème de coco
Viandes, charcuteries, poissons et œufs	Tous, mais sans sucre ajouté (pour les charcuteries)
Matières grasses	Huiles de coco, d'avocat, d'olive, de colza, de noix, de lin, de cameline, de chanvre, beurre et beurre clarifié (ghee), saindoux, graisses de canard et d'oie
Épicerie	Farines de soja, de lupin, de coco et de lin, chocolat noir à plus de 85 % de cacao, cacao en poudre non sucré, certains édulcorants, vinaigre (sauf balsamique), moutarde, épices

J'oublie

Céréales et produits céréaliers	Blé, riz, avoine, maïs, épeautre, sarrasin, seigle, etc. et leurs farines, pâtes, pains, biscottes, pains grillés, flocons d'avoine, de blé, céréales du petit déjeuner…
Plats préparés	Pizza, quiche, gratin dauphinois, raviolis, burger, croque-monsieur, cordon-bleu, escalope ou poisson pané…
Produits sucrés	Bonbons, sucre de table (blanc, roux, cassonade…), miels, sirops (d'érable, d'agave…), pâtes à tartiner, cacao en poudre sucré
Gâteaux, biscuits, viennoiseries	Tous, y compris les versions salées pour l'apéritif (crackers, tuiles, etc.)
Légumes secs	Tous
Tubercules	Pommes de terre, patate douce, manioc, etc.
Fruits	Quasiment tous (à l'exception de ceux listés dans le tableau précédent), surtout banane, cerise, mangue, pomme, poire

Ma liste de courses

Je l'ai toujours dans mon sac à main pour être sûre de ne rien oublier !

Au marché

- Fromages, sans lésiner (mes basiques : mozzarella, emmental râpé, fromage à burger)
- Légumes verts et herbes fraîches (menthe, coriandre, basilic...)
- Avocats
- Fruits rouges
- Viandes et charcuteries (comme je ne mange pas de porc, j'achète chez mon boucher halal du saucisson, de la mortadelle, du salami, du chorizo, et j'ai un faible pour la bresaola et la viande des Grisons)
- Œufs
- Poissons

Au supermarché ou à l'épicerie

- Yaourts à la grecque, Carré frais
- Huiles (olive et coco, c'est la base ! Occasionnellement pour varier les saveurs, huiles de noix, d'avocat et de pépins de raisin, de noisette, de pistache, de sésame toasté et de pépins de courge)
- Beurre
- Crème fraîche entière (liquide, épaisse...)
- Lait de coco
- Épices (poivre, cumin, curcuma, paprika et piment d'Espelette)
- Fleur de sel et sel rose de l'Himalaya
- Graines (lin, pavot, sésame...)
- Cornichons
- Oignons grelots
- Fruits à coque (noix, noisettes, amandes...), entiers, en poudre ou en purée
- Farines pauvres en glucides (lin, coco, lupin, soja)

Pour mes courses en ligne (allmyketo.com)

- Pâtes de konjac
- Pâtes low carb
- Pain low carb
- Chocolat sans sucre à fort pourcentage de cacao

Téléchargez ma liste de courses en scannant le QR code.

Trouver des alternatives aux aliments déconseillés

Se mettre à l'alimentation cétogène ne veut heureusement pas dire qu'il faut faire une croix sur tout ce qu'on aime ! Quand j'ai réalisé que je pouvais consommer de délicieuses pâtisseries à condition de les préparer moi-même avec les bons ingrédients, ça a été un grand soulagement ! Je prends beaucoup de plaisir à élaborer des recettes de gâteaux ou de biscuits à base de poudre d'amande, de farine de coco ou de lupin, d'érythritol et même de mozzarella ou de ricotta. Il suffit de trouver le substitut adapté à la recette, de faire preuve de créativité et de se régaler !

J'élimine au maximum...	Je remplace par...
Sucre (miel, sirops...)	Érythritol, stevia
Farines de céréales (blé, riz, avoine, épeautre...)	Farines de soja, lupin, lin, coco, poudres de noisette, d'amande ou coco râpée
Pâtes, riz, semoule	Konjac, semoule de chou-fleur, spaghettis de légumes
Pomme de terre, patate douce, manioc	Navet, céleri-rave, courgette
Pain	Pain low carb
Biscuits	Biscuits et gâteaux low carb
Banane, mangue, pomme, poire, raisin	Fraise, framboise, mûre, cassis, groseille
Chocolat	Chocolat à plus de 85 % de cacao
Pâte à tartiner	Pâte à tartiner low carb
Pâte à tarte ou à pizza	Pâte au chou-fleur, à la poudre d'amande
Céréales du petit déjeuner	Granola low carb, pudding de chia
Fécules de pomme de terre et de maïs	Poudre de konjac, jaune d'œuf, gélatine, agar-agar

Adopter de nouveaux réflexes en cuisine

Avant le kéto, comme beaucoup de personnes soucieuses de leur poids, je réduisais les matières grasses que j'utilisais pour cuisiner comme pour assaisonner et les mesurais à la cuillère à café de façon à en mettre le moins possible… Quelle frustration pour rien ! Aujourd'hui, j'y vais gaiement avec l'huile, le beurre et la crème, et ma cuisine y a vraiment gagné en saveur. Avant, mes légumes étaient fades, sans goût. Maintenant, ils sont hyper appétissants, toujours accompagnés de crème et de fromage râpé de qualité. Qui aurait cru qu'un jour j'aimerais les bettes ou les courgettes ? Pas moi en tout cas ! Je me prépare aussi de délicieuses chips de légumes et j'ai remis la raclette au goût du jour… mais sans pommes de terre. C'est redevenu un vrai plaisir de cuisiner et de manger ! Pour être goûteuse, la cuisine cétogène doit être préparée avec des ingrédients les plus frais et naturels possible. Et d'autres astuces permettent d'obtenir des plats savoureux sans ajouter de glucides.

✦ **Utiliser des matières grasses.** Huiles de qualité, beurre ou, mieux, ghee (beurre clarifié), saindoux, crème fraîche, dans le kéto, c'est autorisé et même recommandé ! Alors il ne faut pas hésiter à les utiliser pour cuire comme assaisonner : c'est le gras qui donne du goût aux plats.

✦ **Utiliser des bouillons de viande, de légumes ou de poisson.** Maison (c'est mieux) ou du commerce (en vérifiant qu'ils ne contiennent pas de glucides), ils permettent de réaliser des sauces pour les poissons, viandes et légumes ou de parfumer des soupes.

✦ **Ajouter des épices et des herbes.** Curcuma, curry, cumin, poivre, piment… mais aussi basilic, coriandre, menthe… mettent en valeur la saveur des ingrédients et ce d'autant plus que les matières grasses ajoutées renforcent leur présence.

✦ **Ajouter du fromage râpé.** Idéal pour twister un plat de légumes et les faire apprécier, même des plus récalcitrants !

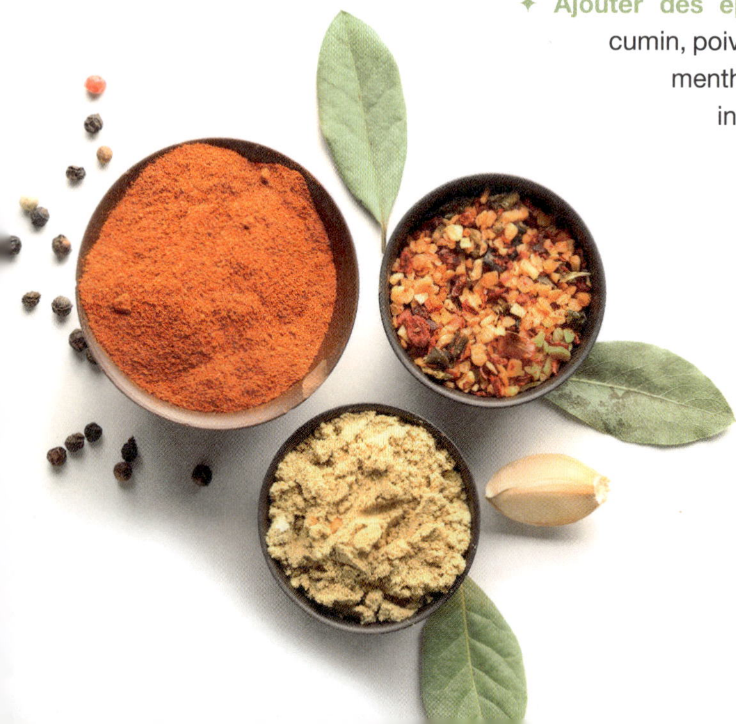

✦ **Utiliser des poudres ou purées d'oléagineux.** Elles peuvent servir à épaissir les sauces, à réaliser des pâtes à tarte, à remplacer la farine dans les gâteaux ou biscuits, à parfumer les yaourts à la grecque…

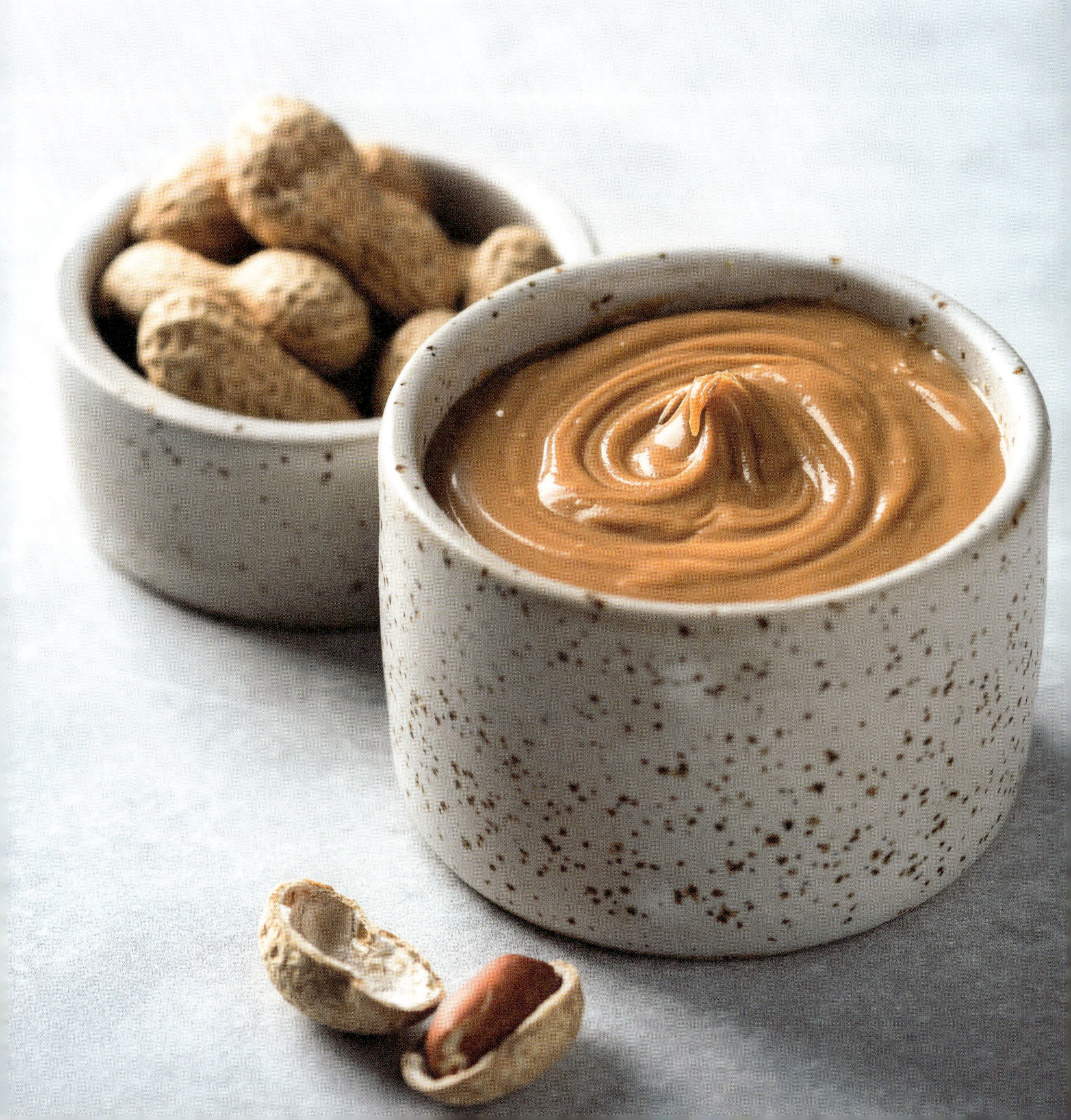

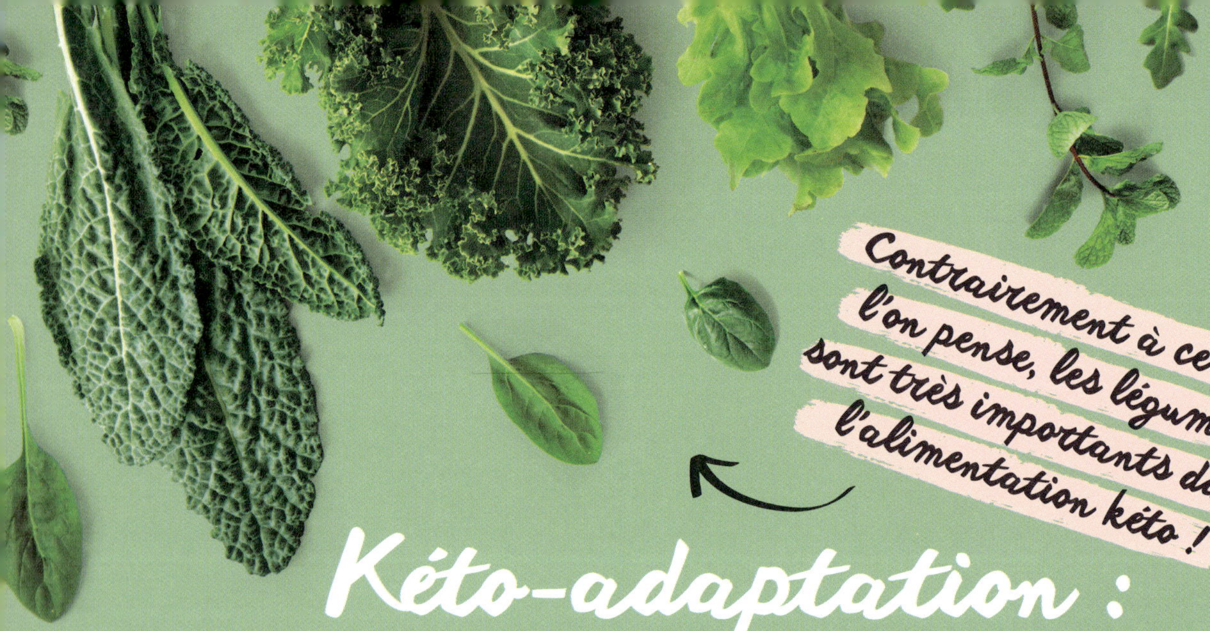

Contrairement à ce que l'on pense, les légumes sont très importants dans l'alimentation kéto !

Kéto-adaptation : préparez-vous !

Réduire drastiquement les glucides et augmenter les graisses du jour au lendemain constitue une véritable révolution pour l'organisme, habitué depuis toujours à une alimentation riche en féculents et produits sucrés ! Il ne faut donc pas s'inquiéter si, lors de la mise en place de l'alimentation cétogène, quelques effets secondaires ou encore une terrible envie d'avaler des gâteaux ou des pâtes se manifestent. Tout cela est normal, sans gravité et passager.

Les possibles symptômes de la kéto-adaptation

Rassurez-vous, ils ne concernent pas tout le monde et vous n'aurez pas tous les symptômes répertoriés ici ! Au tout début, j'ai eu quelques maux de tête et le besoin de me coucher plus tôt, mais c'est tout ! La mise en place du kéto s'est globalement faite sans soucis. Il faut surtout bien respecter les consignes alimentaires (presque pas de glucides, beaucoup plus de lipides), bien s'hydrater, saler suffisamment son assiette et consommer des légumes. Contrairement à ce que d'autres personnes peuvent rapporter de leur expérience, je me suis sentie en super forme très peu de temps après avoir commencé. Si vous n'avez pas d'antécédents médicaux particuliers, il faut lever les appréhensions, et foncer ! Durant une période d'adaptation de quinze jours environ, certains désagréments peuvent intervenir. Ils ne durent en général pas et peuvent être atténués par quelques réflexes tout bêtes.

Les effets de l'alimentation kéto et leurs solutions

La « grippe » céto

Elle peut démarrer dans les quatre jours suivant la mise en place du régime et durer deux semaines. Ses principales manifestations — maux de tête, étourdissements, nausées, grande fatigue, voire brouillard mental, irritabilité... — sont dues entre autres à une déshydratation de l'organisme provoquée par la réduction drastique des glucides (ils favorisent la rétention de l'eau dans le corps).
Dans ce cas, il faut boire davantage (et régulièrement tout au long de la journée) et augmenter ses apports en sel (1 cuillerée à café en plus de l'alimentation habituelle par jour). Mieux vaut aussi s'assurer que l'on consomme suffisamment de graisses et sinon, ajouter plus de matières grasses à ses repas, car consommer peu de glucides ET peu de lipides peut conduire à une grande fatigue !

Une mauvaise haleine

Cette odeur de dissolvant, souvent associée à un goût étrange dans la bouche, provient d'un corps cétonique : l'acétone. C'est bon signe : cela signifie que le corps commence à brûler du gras ! Et heureusement ça passe assez rapidement. Là aussi, il faut boire davantage d'eau et augmenter ses apports en sel. Bien sûr, avoir une hygiène buccale impeccable (brossage de dents, bain de bouche, spray rafraîchissant...) s'impose.

Des crampes dans les jambes

Ce symptôme fréquent dans les premières semaines correspond à une perte en eau et possiblement en certains minéraux comme le magnésium. La solution est de bien s'hydrater, d'ajouter du sel à ses apports alimentaires et de se supplémenter en magnésium (bisglycinate ou citrate de magnésium, 300 à 400 mg par jour).

Des problèmes de transit

Tout changement alimentaire peut entraîner des troubles intestinaux, il est donc possible dans les premières semaines de souffrir de constipation ou de diarrhée. Dans les deux cas, il est recommandé de bien s'hydrater, de saler davantage ses repas et d'augmenter sa ration de fibres en consommant plus de légumes autorisés, de graines de chia ou de lin, d'agar-agar...

Des boutons

Il arrive de façon occasionnelle que certaines personnes souffrent d'éruptions cutanées qui démangent, sur le dos, aux aisselles, autour du cou et des épaules, sur la poitrine et autour des seins. Cela pourrait être lié à une augmentation de la sudation due à l'alimentation cétogène. L'idéal est d'adopter temporairement des vêtements amples et légers qui limitent la transpiration et d'éviter les exercices physiques intenses. Et de bien se laver immédiatement avec une séance de sport !

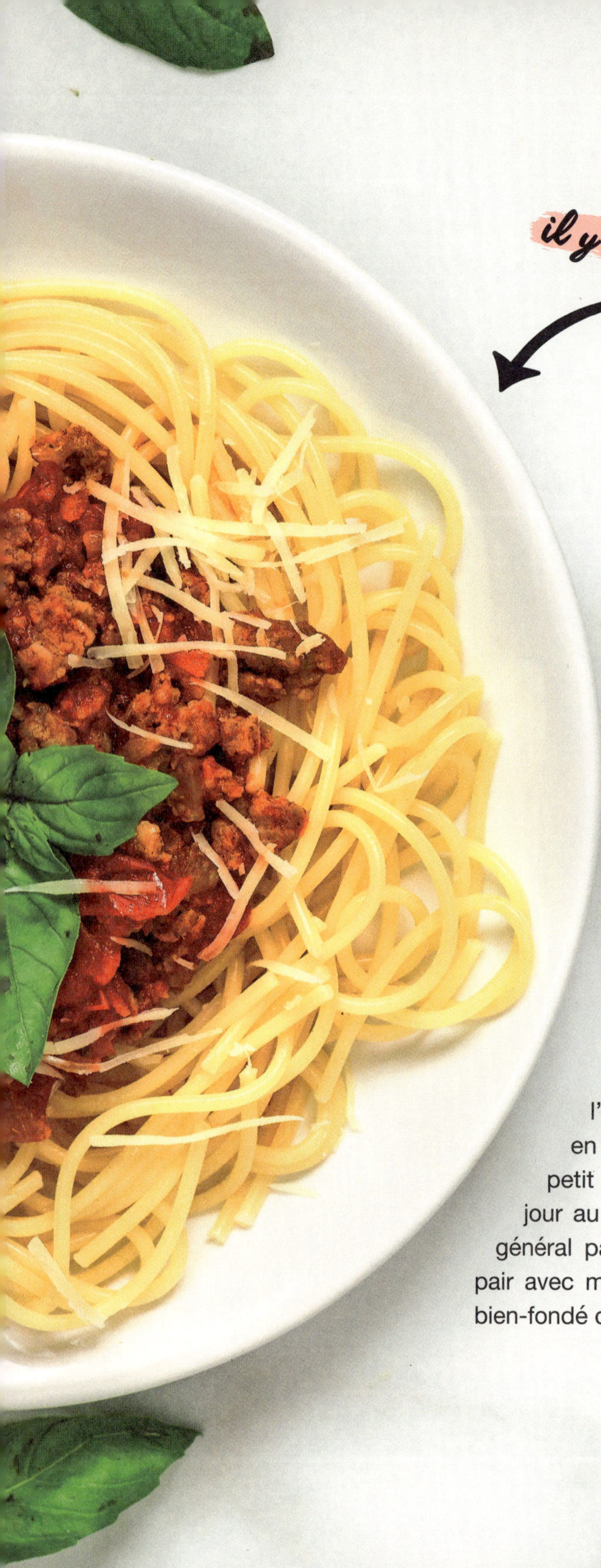

Dans 100 g de pâtes, il y a environ 70 g de glucides !

Les difficultés à se sevrer du sucre

N'ayant pas assimilé d'emblée toutes les connaissances nécessaires, je suis entrée dans le kéto par paliers. J'ai d'abord commencé par supprimer tous les produits sucrés : bonbons, chocolats, sodas, gâteaux, sucre de table, miel… Je n'avais pas conscience alors qu'il y avait aussi du sucre dans les féculents ! Quand je l'ai su, j'ai éliminé aussi les pommes de terre, les pâtes, les aliments à base de céréales, les légumes secs… Et enfin, j'ai affiné en supprimant les légumes les plus riches en glucides et les fruits sucrés. Du coup, le sevrage des sucres s'est fait tout naturellement et en douceur. En effet, le sucre appelle le sucre et plus on en consomme, plus on en a envie. C'est comme une drogue ! Et à l'inverse, moins on en consomme, et moins on en a envie. Perso, je recommande de supprimer petit à petit les glucides de son assiette et non du jour au lendemain. Tout changement radical n'est en général pas durable. Là, mes changements allaient de pair avec ma prise de conscience, j'étais convaincue du bien-fondé de ma démarche.

Les signes que le kéto fonctionne

Pendant longtemps, je n'ai pas su si j'étais ou non en état de cétose, mais ce qui est sûr, c'est que je perdais du poids. Quand j'ai su qu'il existait un système d'analyse de sang (à l'aide d'un lecteur) qui permettait de connaître à la fois la glycémie et l'état de cétose, j'en ai aussitôt fait l'acquisition et je ne regrette pas. C'est vraiment utile. Mais attention, il ne faut pas non plus tomber dans l'obsession des mesures. Je peux passer des jours et des jours sans m'en servir quand je suis sûre de mon alimentation. En revanche, quand je tente une nouveauté (un nouveau produit low carb par exemple) ou que j'ai l'impression d'avoir dépassé la quantité de glucides autorisée, je préfère vérifier. Je suis par ailleurs suivie par un médecin qui me prescrit un bilan sanguin par mois. Même s'il est parfois difficile de trouver un praticien assez ouvert d'esprit et qui ne soit pas gêné par le kéto, cet encadrement médical n'est pas un luxe, comme c'est d'ailleurs le cas aussi en temps normal. Ce professionnel pourra aussi mieux vous accompagner si vous êtes enceinte, ou si vous avez un diabète ou certains antécédents comme de l'hypercholestérolémie par exemple.

Les tests pour en avoir le cœur net

Le régime est bien entamé et vous vous demandez si ça fonctionne ? Outre la perte de poids et certains symptômes qui n'apparaissent pas chez tout le monde (mauvaise haleine, maux de tête...), il existe plusieurs systèmes de mesures qui permettent de vérifier la présence d'un état de cétose.

La bandelette urinaire

Elle permet de mesurer le sucre et la présence de cétones dans les urines. C'est un outil pratique et bon marché lorsque l'on commence l'alimentation kéto. En revanche, elle n'est plus fiable ni utilisable après une longue période d'adaptation à l'alimentation cétogène.

Le lecteur sanguin

C'est la méthode la plus précise et la plus utilisée. Le matériel nécessaire est le même que celui utilisé par les diabétiques. Ce lecteur associé à des bandelettes spécifiques permet d'évaluer la glycémie (taux de glucose sanguin) et la présence de cétones.

Les analyses de sang

Avec le suivi de son médecin, il est possible — et même préférable — de faire évaluer régulièrement différents paramètres sanguins : glycémie bien sûr, mais aussi cholestérol, triglycérides, certaines vitamines ou certains minéraux...

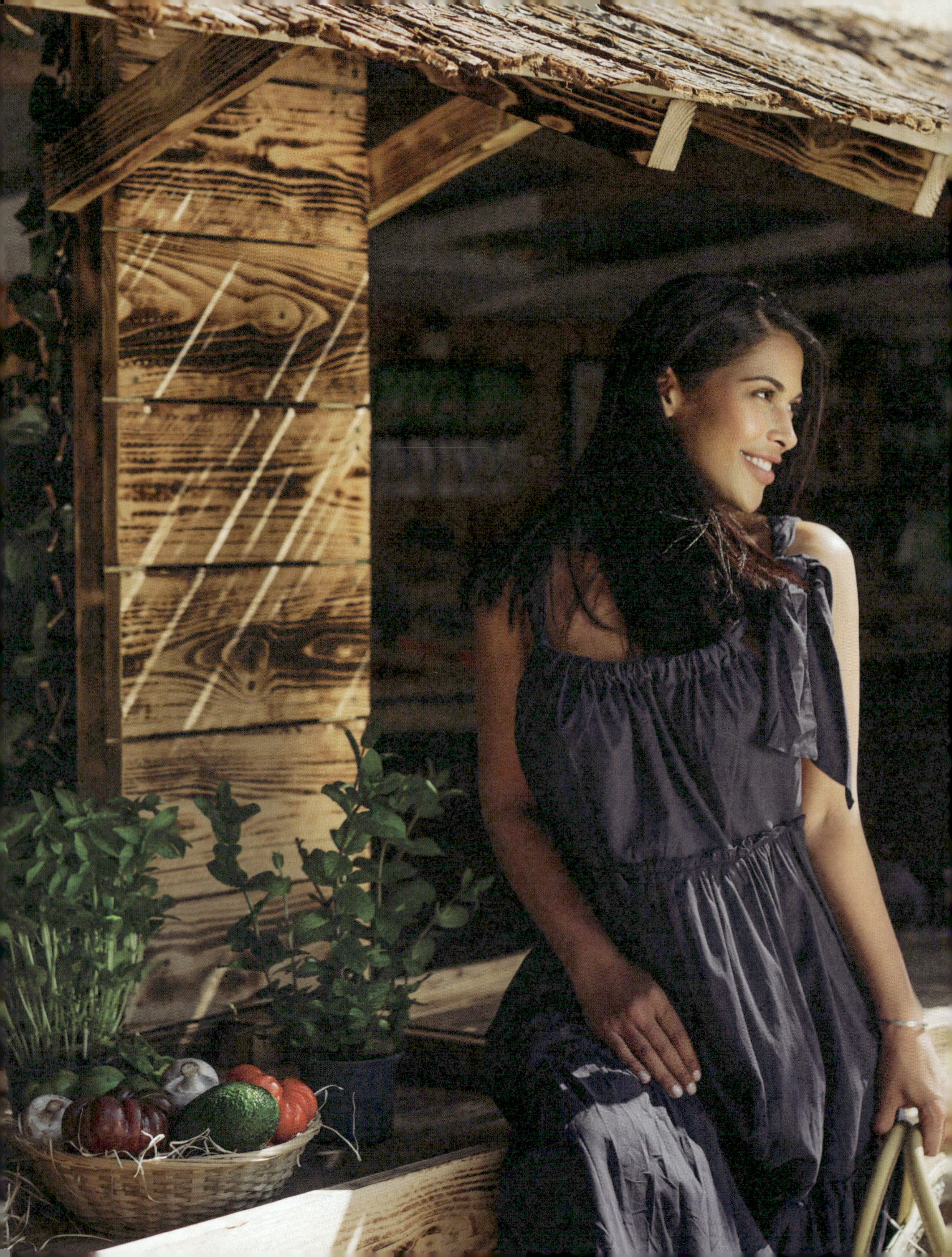

MON KÉTO *Lifestyle*

Les principes sont posés, les ingrédients attendent dans les placards et le réfrigérateur, c'est le moment d'attaquer ! Je vous livre à présent tous mes secrets pour un kéto-quotidien parfait (ou presque).

Ma journée type

L'alimentation cétogène est tout sauf monotone et privative ! Voici comment organiser vos journées, toujours en restant dans des quantités raisonnables et en respectant l'adage kéto : « des graisses comme un roi, des protéines comme un prince et des glucides comme un pauvre. »

Petit déjeuner

Salé

½ avocat

Charcuterie ou saumon fumé

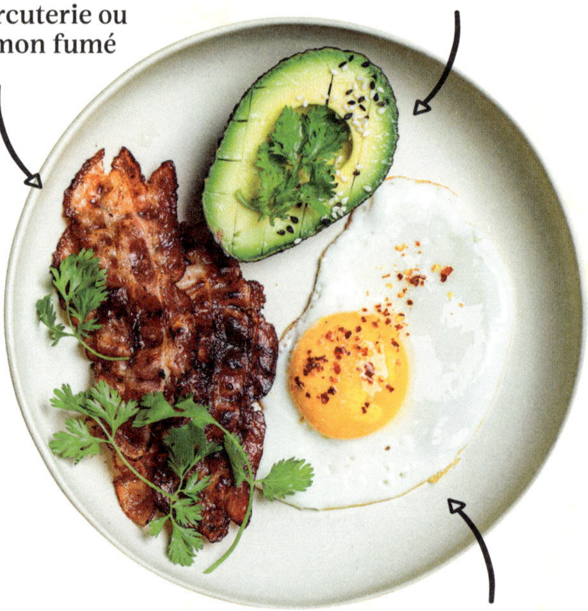

Œufs en omelette, brouillé, à la coque, au plat (en option : emmental râpé, cheddar, chèvre... et/ou légumes)

Sucré

- Part de gâteau low carb
- Yaourt à la grecque
- Ramequin de fruits rouges

Traditionnel

- 1 à 2 tranches de pain low carb
- Confiture low carb
- Beurre
- Poignée de noix, amandes...

Gourmand

- Crêpes ou pancakes low carb
- Confiture ou pâte à tartiner low carb
- Ramequin de fruits rouges

Déjeuner

- 1 portion « standard » de viande ou de poisson (1 steak haché, 1 cuisse de poulet, 1 darne de saumon...) cuits avec des matières grasses
- Légumes kéto agrémentés de crème, de fromage râpé
- Plateau de fromages
- Salade verte, vinaigrette
- 1 à 2 tranches de pain low carb

Collation

- ½ avocat OU 1 poignée d'amandes OU 1 yaourt à la grecque OU 1 bol de fruits rouges OU du fromage (en fonction de ce qui a été consommé le reste de la journée)

Dîner

- Salade composée (par exemple, salade niçoise : olives, thon, anchois, salade, œuf dur...) ou tomate/mozzarella
- Spaghetti de konjac ou de courgettes ou low carb à la carbonara
- Fraises (ou fruits rouges autorisés) avec chantilly maison sans sucre au siphon OU 1 yaourt à la grecque (en fonction de ce qui a été consommé le reste de la journée)

Mon truc en plus

Pour booster ma perte de poids, je pratique régulièrement le jeûne intermittent, sur 16 h, 18 h ou même parfois 24 h. Soit je saute un repas, le petit déjeuner ou le dîner, soit je ne fais qu'un repas par jour. Je m'hydrate tout au long de la journée avec du thé, des tisanes, des bouillons (notamment du bouillon d'os à moelle que je fais longuement cuire avec des légumes, des herbes et des épices) et éventuellement du « café gras » kéto (avec de l'huile de coco et/ou du ghee). N'ayez pas peur et tentez ! Ce n'est pas difficile, au contraire : j'ai les idées claires, je me sens en forme et, surtout, je n'ai absolument pas faim. C'est un bon complément de l'alimentation cétogène. Si vous souhaitez en savoir plus, je vous conseille deux ouvrages : *Le Guide complet du jeune* du Dr Jason Fung et Jimmy Moore et *Le Fasting* de JB Rives (éditions Thierry Souccar).

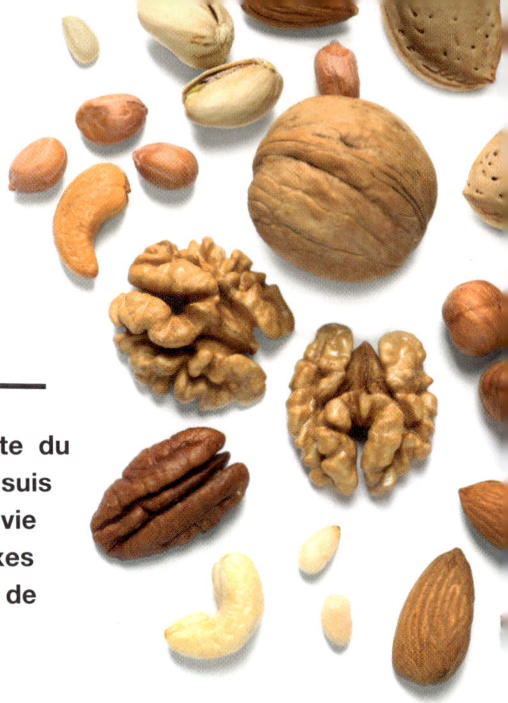

Kéto en toute situation

Manger kéto ne signifie pas se couper du reste du monde. Au fur et à mesure de ma pratique, je me suis aperçue que c'est totalement compatible avec une vie sociale normale. Il suffit d'adopter les bons réflexes car il existe finalement énormément d'aliments et de préparations autorisés.

En famille

C'est la configuration la plus simple. Il suffit en effet de préparer un repas kéto, c'est-à-dire sans glucides (viande ou poisson, fromages, légumes, matières grasses…), et de proposer dans un plat à part des féculents pour le reste de la famille (pâtes, riz, céréales, pommes de terre…). Vous pouvez aussi réaliser des plats uniques kéto qui plaisent à tous : burgers kéto (avec des pains ronds low carb ou faits maison, du steak, du cheddar, des oignons, des cornichons, des tomates et de la mayonnaise), des tagliatelles de courgette à la carbonara ou à la bolognaise… Pareil pour le dessert : laitages gras pour le kéto (yaourt à la grecque…), tous les laitages pour les autres (yaourts, petits-suisses, fromage blanc…) ; fruits rouges pour le kéto, tous les fruits pour les autres. Ainsi, je n'ai jamais eu l'impression de faire « assiette à part » et toute la famille s'est mise à consommer plus de légumes.

Des invités à la maison

Je propose toujours une entrée, un plat, un plateau de fromages et un dessert. En entrée comme en plat principal, je mise sur des recettes kéto, c'est-à-dire des préparations à base de charcuterie, de viande, de poisson, d'œuf, de fromage et/ou des légumes pauvres en glucides, et je sers, toujours à part, des féculents. Avec un beau plateau de fromages, j'offre deux sortes de pain (un pain normal et un pain kéto maison ou low carb). Et pour le dessert, je fais une tarte, un gâteau, une glace, un entremets… en version kéto ! Brownies, financiers aux amandes, flan de ricotta, panna cotta aux fruits rouges… Vos convives n'y verront que du feu et vous, vous ne prendrez pas un gramme !

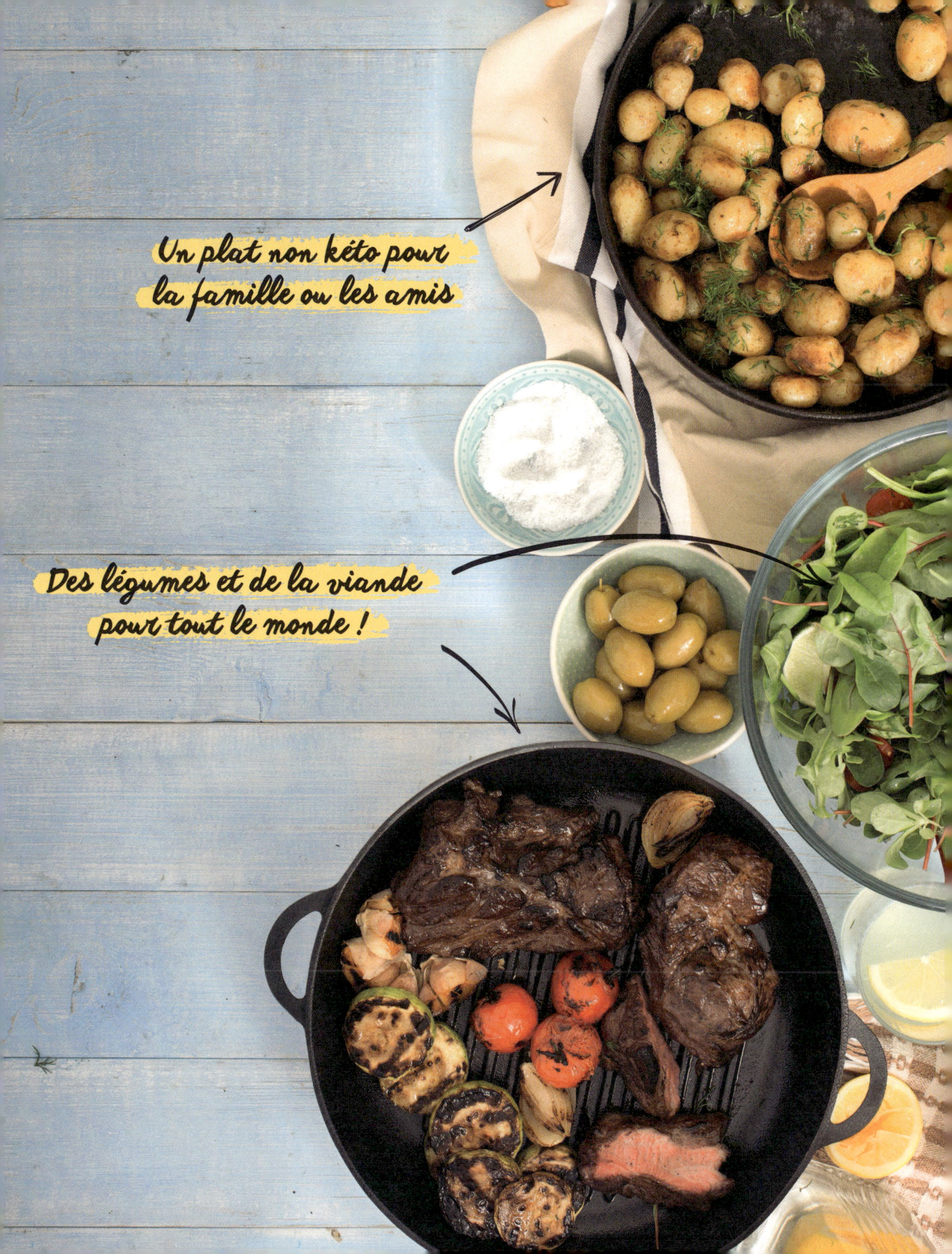
Un plat non kéto pour la famille ou les amis
Des légumes et de la viande pour tout le monde !

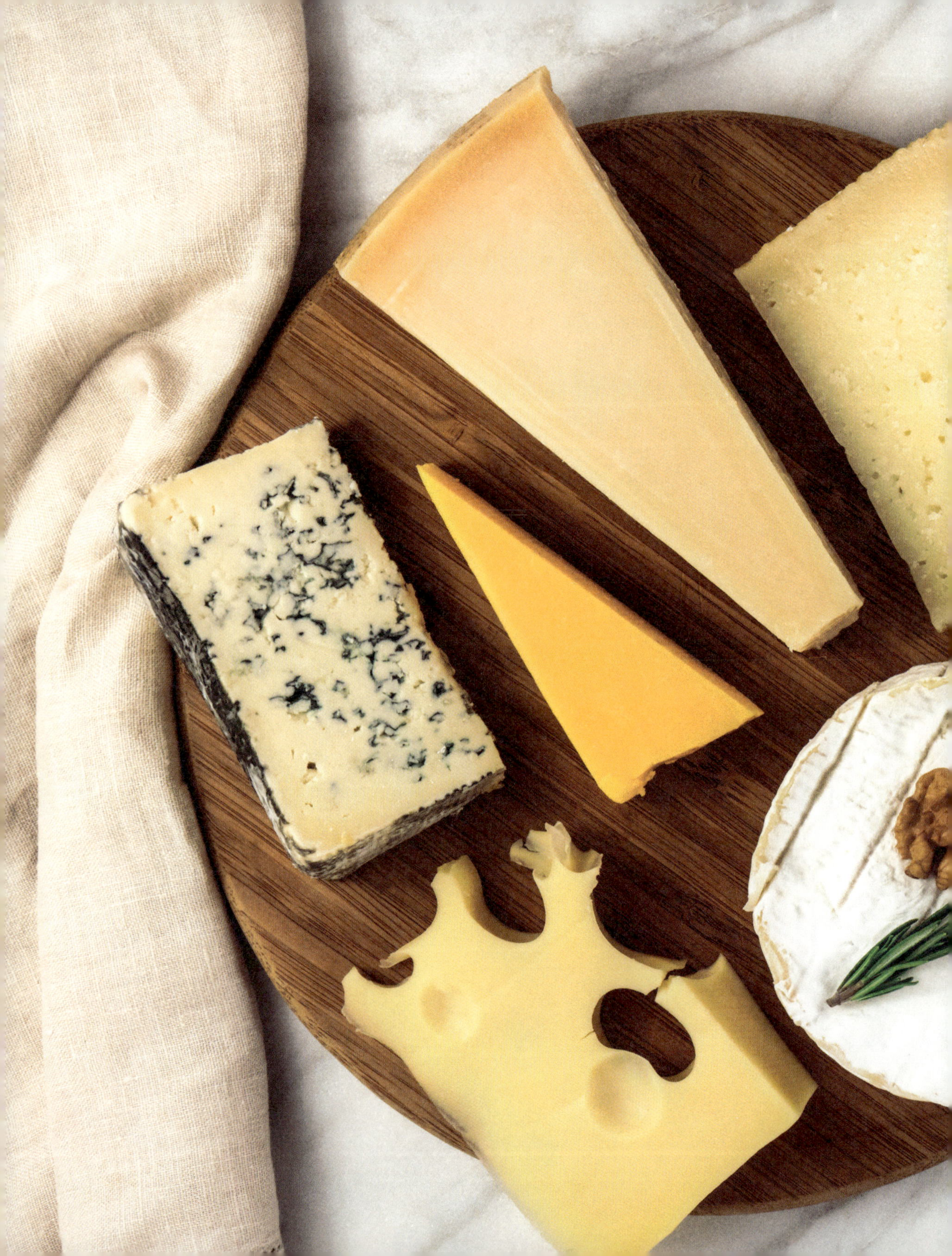

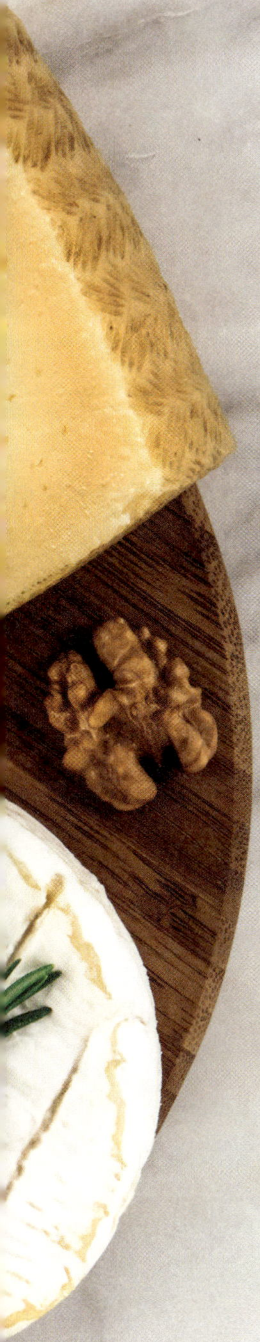

Au resto

Quel que soit le type de cuisine proposé, il y a toujours moyen de trouver sur la carte une entrée et un plat kéto : salades composées (en enlevant les croûtons, les pommes de terre, le riz, les pâtes… s'il y en a), fruits de mer avec de la mayonnaise, toutes les viandes et tous les poissons grillés ou en sauce (en s'assurant que celle-ci ne contient pas de farine ni de fécule), légumes pauvres en glucides à l'huile d'olive, au beurre ou gratinés (aubergines à la parmigiana par exemple). Si besoin, pour terminer le repas, on opte pour l'assiette de fromages avec de la salade verte assaisonnée.

Même au fast-food

Parce qu'il est hors de question pour moi de priver mes proches, j'emmène de temps en temps mon fils au fast-food. Je prends soit une salade, soit deux cheeseburgers que je superpose en enlevant les tranches de pain. Ça fait une tour de viande, légumes, sauce et fromage, je me régale et mon fils aussi !

Chez les amis, la famille

Certainement la configuration la plus compliquée, celle où on est l'invité… L'idéal, c'est de mettre la personne qui reçoit dans la confidence de façon à ce qu'elle prépare des plats sans glucides. Sinon, comme au restaurant, on peut se servir de tout sauf de féculents et de desserts sucrés, ce qui laisse finalement pas mal de marge de manœuvre : viande, poisson, légumes, sauces, fromages… Pas de pain bien sûr, et on décline le dessert au profit du fromage/salade. Néanmoins, rien ne vous empêche de confectionner un dessert et de l'apporter. Tout le monde sera ravi et ils n'y verront que du feu.

Mes idées pour...

Un apéro convivial. Misez sur le plateau de charcuteries, c'est toujours une bonne idée. Vous pouvez proposer un assortiment (rondelles de saucisson, chiffonnade de jambon cru, viande séchée...), accompagné d'olives vertes et noires à l'huile, de fromages. Ajoutez des amandes, des cerneaux de noix mais aussi des bouquets de chou-fleur cru, des bâtonnets de concombre, de céleri... à tremper dans de la mayonnaise, de l'aïoli, de l'anchoïade ou de la tapenade, de la rouille... Bref, vous avez largement le choix. Attention aux mélanges tout prêts ou préparations achetées, vérifiez toujours la ligne des glucides dans les valeurs nutritionnelles indiquées.

Un brunch détonnant. Les œufs sont une valeur sûre, à proposer sous toutes leurs formes (brouillés, en omelette, à la coque, sur le plat...). Vous pouvez les agrémenter de légumes kéto ou de fromage râpé. Accompagnez le tout de pain low carb, de crêpes ou des pancakes kéto (avec des confitures de fruits rouges ou de rhubarbe sans sucre, du beurre ou de la pâte à tartiner kéto), de tranches de saumon fumé au fromage frais, de l'avocat, de porridge à la noix de coco ou aux graines de chia, ou encore de gâteaux kéto (aux poudres de noisette ou d'amande, à la farine de coco ou de lupin...), de smoothies aux fruits rouges et laits ou crèmes végétaux... Encore une fois, la privation n'est pas au menu.

Un tea time gourmand. Des cookies aux amandes et chocolat noir, du yaourt à la grecque avec des fruits rouges, du fromage avec du pain low carb, des mendiants au chocolat, une tarte aux fraises ou au chocolat, des fraises avec de la chantilly kéto... Eh oui, les desserts ne sont pas bannis de l'alimentation kéto, il suffit de les faire soi-même et avec les bons ingrédients !

Petit à petit, je me suis rendu compte que toutes mes envies pouvaient être adaptées à l'alimentation cétogène. Désormais, vous avez toutes les bases pour réaliser vos petits plaisirs sans la moindre culpabilité... Soyez créatif !

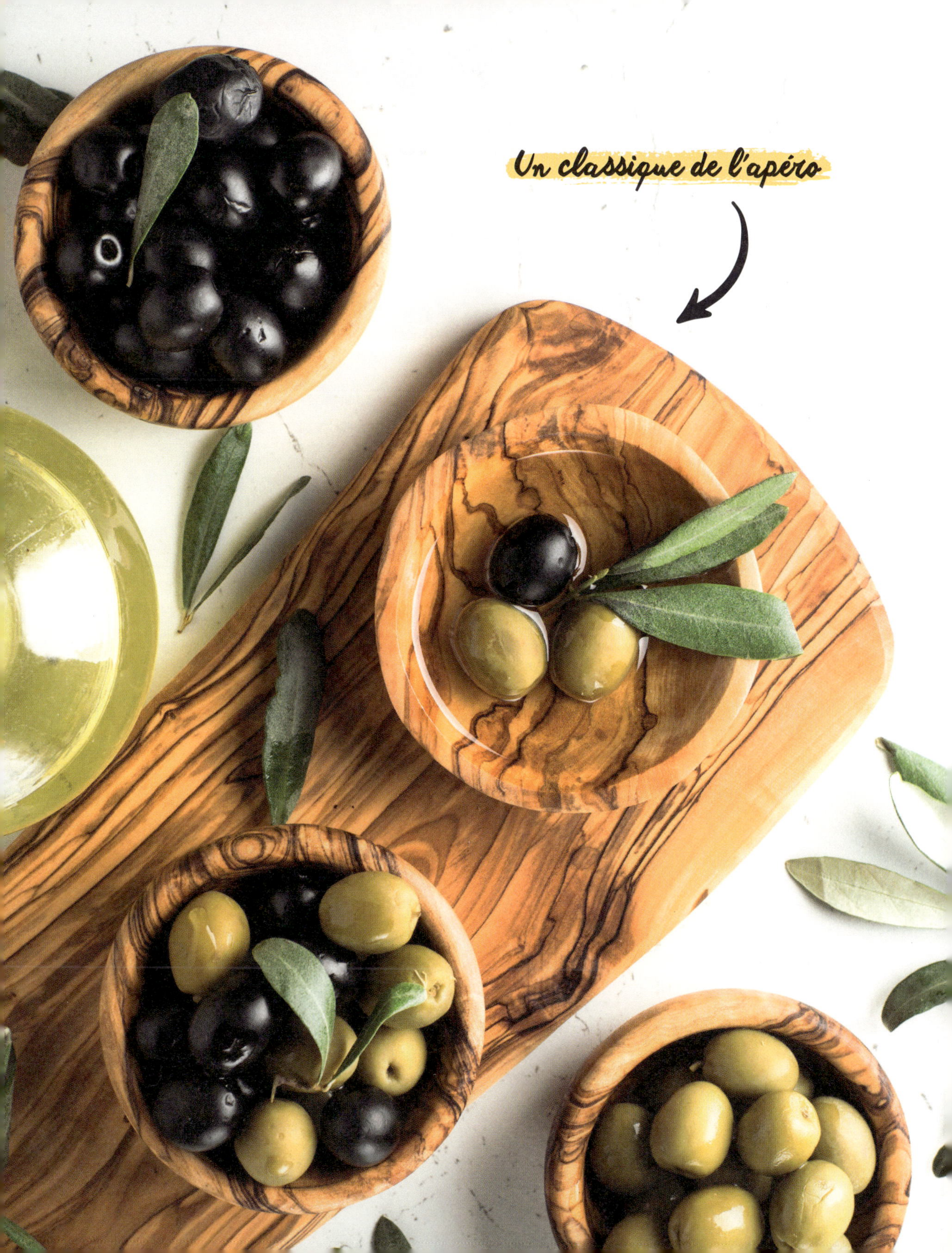
Un classique de l'apéro

OUPS #CÉPAKÉTO

Personne n'est parfait ! Voici mes conseils et astuces pour gérer les envies, les frustrations, les dérapages et les petits problèmes.

◇ J'AI TOUT LE TEMPS FAIM

Normalement, vous ne devriez pas avoir faim en mangeant kéto ! Cela dit, je ne jette la pierre à personne, car cela m'est arrivé au début. Je m'étais en effet tellement habituée pendant des années à me restreindre sur les aliments gras et les matières grasses ajoutées que je n'en consommais tout simplement pas assez. Alors que jusque-là, je me limitais à une cuillerée à soupe d'huile par repas, d'un coup je pouvais me lâcher sur le beurre, la crème, l'huile, le gruyère râpé, l'avocat… Je n'osais pas, à tort, et comme je ne calculais rien, j'étais loin de me douter que mes apports en lipides étaient largement insuffisants. C'est Monsieur Keto sur Instagram qui a calculé mes nutriments et m'a révélé mon erreur. Après, j'ai augmenté mes apports en gras et je n'ai plus eu faim… Donc, si vous avez vraiment faim (et pas juste envie de manger quelque chose par ennui, gourmandise ou sous le coup d'une émotion), ajoutez plus de gras dans vos plats et mettez plus d'aliments gras (noix, yaourt à la grecque, avocat, viandes et poissons gras, beurre, huile, crème…) dans vos menus, toujours avec bon sens, bien sûr. Vérifiez également que vous consommez suffisamment d'aliments riches en protéines parce qu'eux aussi possèdent un bon pouvoir rassasiant. En revanche, n'augmentez sous aucun prétexte vos apports en glucides (produits sucrés, fruits, féculents…) : ce sont de faux amis responsables de fringales et d'une addiction au sucre, et il est faux de croire que c'est parce que vous en manquez que vous avez faim ou que vous ressentez un coup de pompe !

Si vous avez faim, c'est peut-être parce que vous ne consommez pas assez de graisses !

◊ J'AI ENVIE DE PÂTES

Il existe plusieurs alternatives. D'abord, les pâtes de konjac, que je poêle d'abord rapidement afin d'en enlever l'excès d'eau pour améliorer la texture (qui ne plaît pas à tout le monde). Ensuite, les tagliatelles ou spaghetti de légumes (courgette, navet, chou-rave, salsifis…) à réaliser avec un épluche-légumes, un zesteur, une mandoline… Enfin, si l'envie de vraies pâtes est trop forte, je recommande les pâtes low carb (vendues sur les sites spécialisés). Fabriquées à base de fibres de blé et de protéines de soja, elles offrent une texture très proche de celle des vraies pâtes, avec 70 à 80 % de glucides en moins. Mais bon, comme elles ne sont pas « kéto-parfaites », n'en mangez pas non plus de trop grosses quantités ni tous les jours ! En tout cas, quelles que soient les pâtes choisies, faites-vous plaisir sur la façon de les accommoder : à la carbonara, à la crème, au pesto, avec du beurre, du gruyère râpé, avec des légumes… Agrémentez vos pâtes selon vos envies !

◊ J'AI UN PETIT CREUX

Pas de problème ! Tout dépend si vous êtes plutôt salé ou sucré. Pour la version salée, ce que je préfère, c'est le demi-avocat assaisonné avec du sel, du poivre, de la mayonnaise et du thon et/ou du fromage. Sinon, vous pouvez opter pour un bel assortiment de fromages avec une petite tranche de pain kéto, quelques noix ou amandes, de la confiture kéto sans sucre et du beurre. Version sucrée, je propose un yaourt grec avec des amandes ou noix et, éventuellement, quelques fruits rouges mais, si on est vraiment un bec sucré, l'idéal est de préparer à l'avance des pâtisseries kéto et d'en prendre une part. Elles peuvent se conserver plusieurs jours sans problème ! Ce qu'il faut surtout éviter, ce sont les snacks des supermarchés hyper sucrés, hyper riches en glucides, en mauvaises graisses et bourrés d'additifs. Si vous ne pouvez vraiment pas vous passer de ce genre de produits au début, optez pour les snacks sucrés low carb, en vente sur les sites spécialisés. Mais n'en abusez pas non plus ! Même s'ils sont pauvres en sucres, leur saveur est sucrée, et mieux vaut ne pas tenter le diable car le sucre appelle le sucre. De plus la composition sera toujours moins correcte qu'un bon gâteau fait maison.

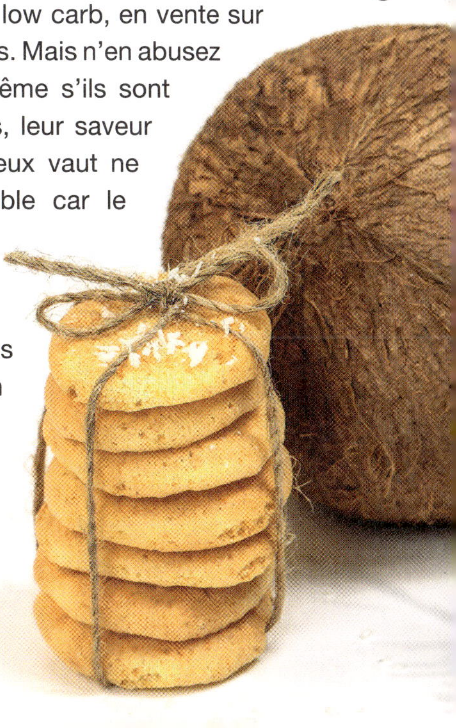

✧ T'AIMERAIS MANGER UNE VRAIE PIZZA

Avant tout, oubliez les pizzas industrielles, bourrées de sucres ajoutés et d'additifs. Si vous voulez vous la jouer kéto-parfait, réalisez une pâte à pizza avec du chou-fleur mixé et agrémentez-la selon vos envies (fromage, crème, charcuteries, thon, anchois, huile d'olive...). Sinon, optez pour les pâtes à pizza low carb, très faibles en glucides, vendues sur les sites spécialisés, et là encore faites-vous plaisir avec les toppings. Enfin, sachez que c'est la frustration qui vous conduira à l'échec sur le long terme. Alors si je dois vous donner une dernière option, elle serait de vous lâcher, de vous faire plaisir avec 1 à 2 parts de vraie pizza et de programmer dans la foulée un jeûne intermittent de 8 h minimum pour les débutants ou plus pour les expérimentés. Ainsi, l'apport de glucides sera comme « lissé » sur la journée. Encore une fois, mieux vaut se faire vraiment plaisir une fois de temps en temps et compenser derrière, plutôt que de se frustrer en permanence, craquer puis culpabiliser.

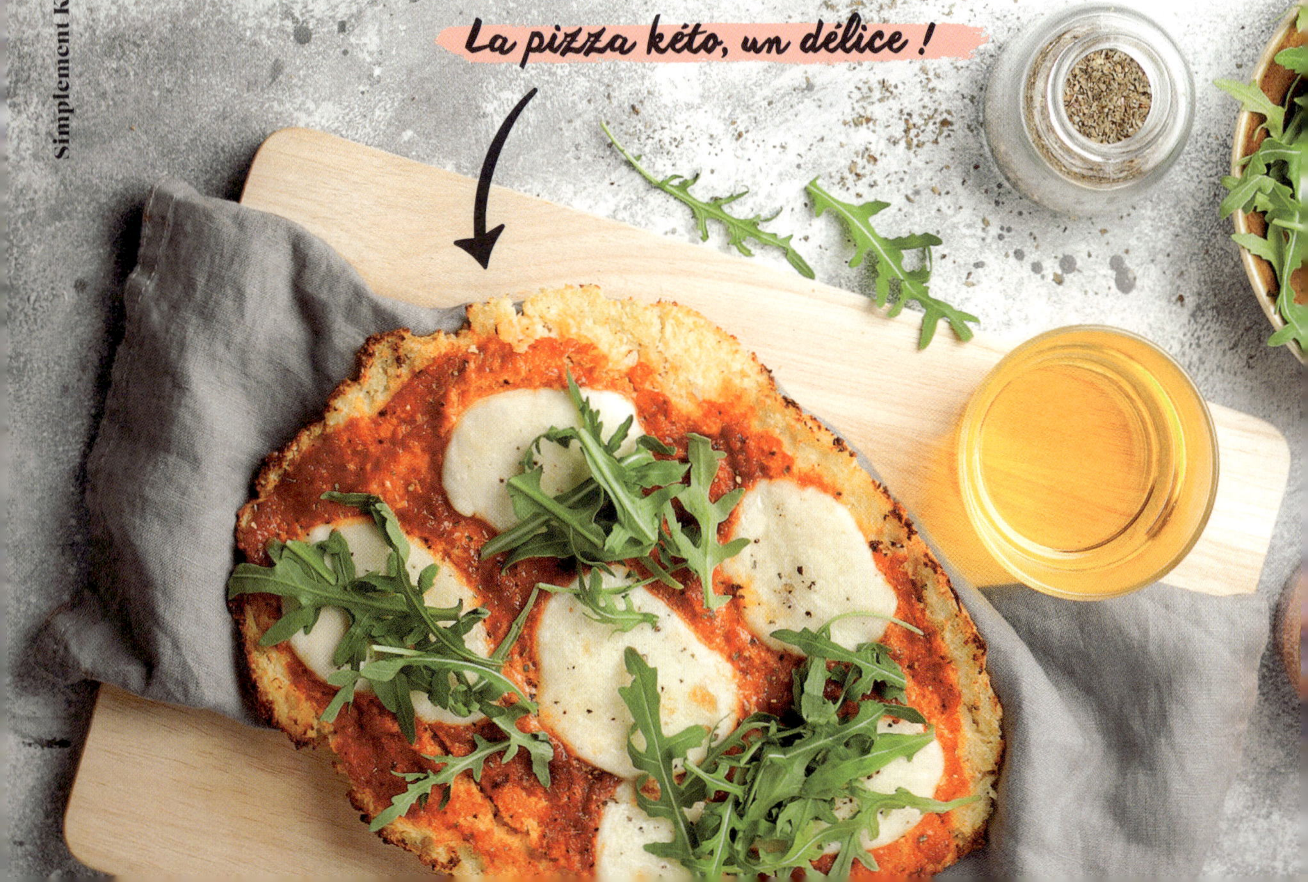

✧ HELP, J'AI MANGÉ DES CHIPS

Pas de panique, moi aussi j'adore ça et, au début, ça a été très dur de me passer de ces cochonneries dans lesquelles les industriels rajoutent du sucre. Oui, les amis, il y a aussi du sucre dans vos chips salées ! Il ne faut surtout pas culpabiliser ou être en colère contre soi-même. J'en suis désormais intimement convaincue, ces sentiments négatifs nous font prendre du poids. Avant tout, il faut relativiser. Ce n'est pas grave. Ce qui est plus embêtant, c'est de manger ce genre de produit tous les jours. Soufflez un bon coup et reprenez votre alimentation kéto tout en gardant un merveilleux souvenir de cet épisode chips. Et pour ne pas retomber dans le piège lors de la prochaine envie de chips, préparez des kéto-chips à base de légumes (chou kale, courgettes ou autres légumes…). C'est super facile. Épluchez-les très finement, assaisonnez-les d'huile d'olive, de sel, de poivre, de paprika… et séchez-les au four (voir recette page 108). Croyez-moi, c'est une tuerie qui ne vous fera pas regretter les chips de pomme de terre industrielles.

✧ J'EN PEUX PLUS DU GRAS

Attention, s'alimenter cétogène ne veut pas forcément dire qu'il faut noyer ses plats dans du beurre, de la crème ou de l'huile ! Moi, c'est ma façon de cuisiner, alors c'est un vrai kif et je le ressens comme une vengeance vis-à-vis des autres régimes. O.K., il faut manger plus de gras, c'est le principe. Mais, plutôt qu'ajouter beaucoup de matières grasses à ses plats, on peut aussi choisir de consommer plus de gras juste en insistant sur les aliments qui en sont naturellement riches comme l'avocat, les noix, les graines, les poissons gras (maquereau, sardine, saumon…), les viandes grasses, les charcuteries, les fromages, les yaourts à la grecque… Et si on aime cuisiner gras et les aliments gras, on tire avantage des deux. Facile !

✧ LES FRUITS ME MANQUENT

Selon les kéto-parfaits, il ne faut effectivement pas en consommer car ils sont riches en glucides. Seule exception : les fruits rouges (fraise, cassis, framboise, baies, sauf cerise) que l'on peut consommer ponctuellement. Moi, je préfère être un peu plus souple et m'autoriser de temps en temps aussi d'autres fruits peu riches en sucres comme la pastèque ou le fruit de la passion. Dernièrement, j'ai eu envie d'une banane et j'ai simplement compensé en faisant un jeûne intermittent. Donc, si vous avez envie de fruits autres que des fruits rouges, ne vous prenez pas la tête : faites-vous un bel assortiment et après jeûnez pendant au minimum 8 h.

✧ JE SUIS VÉGÉTARIEN/VÉGANE

Vous pouvez tout à fait être végétarien et suivre une alimentation cétogène : il suffit, pour faire le plein de protéines, de remplacer la viande et le poisson par des œufs, des graines et des oléagineux, des produits laitiers autorisés (yaourt à la grecque, fromage…), du tofu, des protéines de soja déshydratées… Mais veillez toujours à ce que les substituts végétaux ne contiennent pas de glucides. Végane, cela devient plus compliqué car il est difficile d'équilibrer votre assiette sans recourir aux légumineuses et produits céréaliers. De plus, vous ne pouvez consommer ni fromage, ni poissons gras, ni viandes grasses, ni crème, ni beurre… Ne laissez cependant pas forcément tomber mais faites-vous impérativement suivre par un professionnel de santé pour être sûr de ne pas vous mettre en danger.

✧ JE SUIS DE CONFESSION JUIVE/MUSULMANE

Si vous êtes de religion musulmane, les restrictions concernent la consommation d'alcool et de viande de porc, et les viandes doivent être halal. Soyez tranquille, en aucun cas cela ne déroge à l'alimentation kéto. Si vous êtes de confession juive, la viande doit être casher et les fruits de mer sont interdits et les poissons doivent avoir des nageoires et des écailles (saumon, sole, thon…) donc aucun souci là aussi, et il ne faut pas mélanger le lait et la viande. Pour s'adapter à cette règle, il suffit de remplacer la crème ordinaire par de la crème de soja dans vos préparations et de réaliser les desserts avec de la crème ou du lait de soja. Il est donc tout à fait possible d'adapter l'alimentation cétogène aux restrictions d'ordre religieux.

✧ JE FAIS BEAUCOUP DE SPORT

Comme vous avez pu le lire auparavant, le régime cétogène est tout à fait compatible avec la pratique sportive. Aucune contre-indication sur ce point-là. Je ne suis pas experte, donc pour les sportifs qui souhaitent passer au céto, je peux vous recommander un livre : *Le Régime cétogène pour les sportifs* du Dr Fabrice Kuhn (éditions Thierry Souccar) et bien évidemment de vous faire suivre par un professionnel de santé. Pour ma part, le régime cétogène ne m'a jamais empêché de mener une vie très active, avec un enfant dynamique et un chien sportif !

✧ J'ADORE BOIRE DES VERRES EN TERRASSE

Pas de problème ! De nombreuses boissons sont autorisées, à commencer bien sûr par les eaux pétillantes avec un peu de citron par exemple, les jus et smoothies de légumes peu sucrés autorisés, les smoothies de fruits rouges ou un peu de citron avec par exemple du lait de coco. Si vous êtes « sodas », optez pour les versions light ou zéro sucre mais, même s'ils sont autorisés dans l'alimentation cétogène, n'en abusez pas car ils entretiennent l'attirance et la dépendance au goût sucré et leur composition n'est pas top. Si vous êtes plutôt boissons alcoolisées, vous pouvez ponctuellement opter — avec modération bien sûr — pour un alcool fort (vodka, gin, whisky…) sec ou avec de l'eau pétillante ou du soda zéro. Si c'est un cocktail, veillez surtout à ce qu'il n'y ait aucun ajout de sucre ! Et bien sûr, n'oubliez pas le café, le thé et les infusions non sucrés qui permettent de siroter un verre en terrasse sans fausse note.

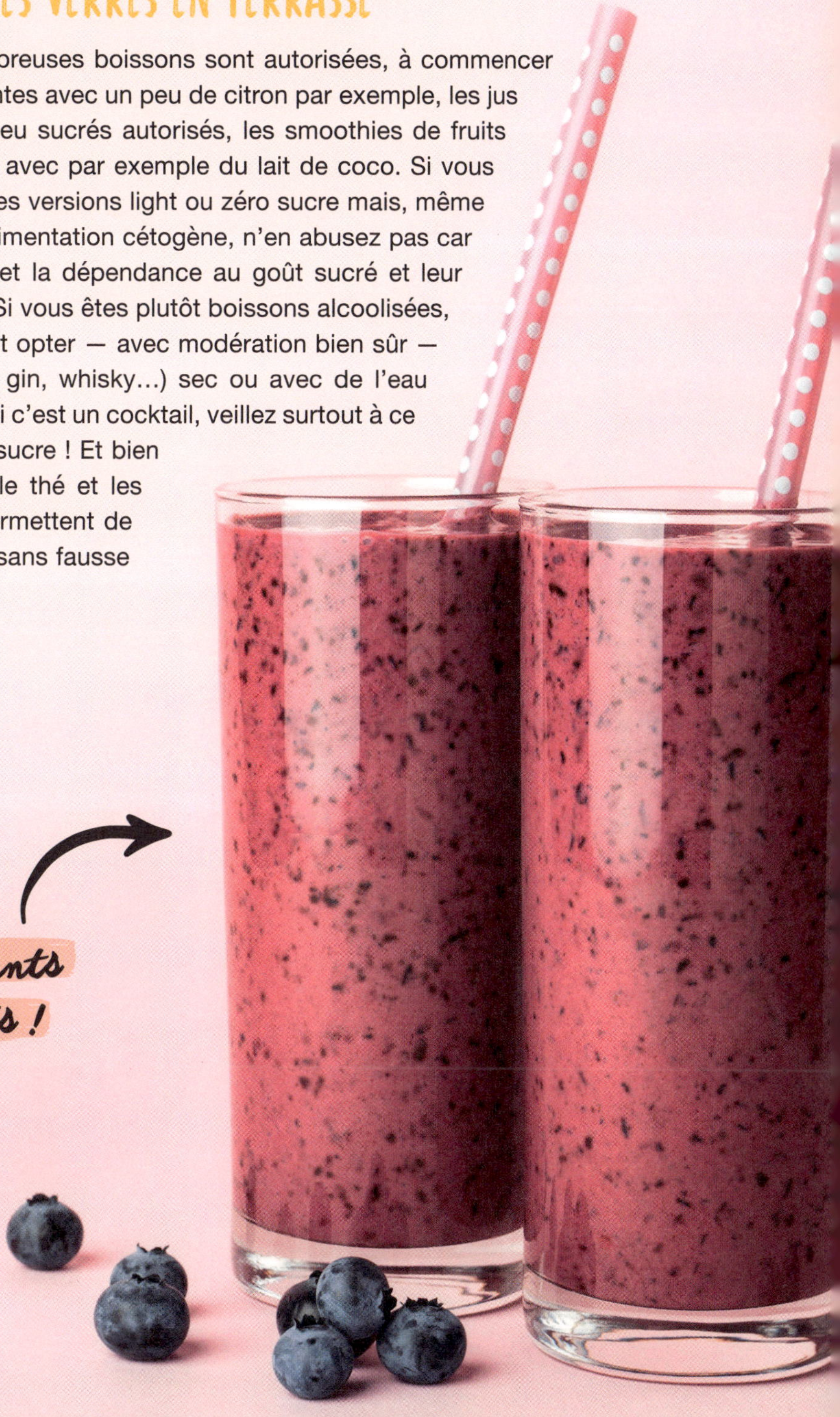

Rafraîchissants et vitaminés !

◊ JE SUIS INTOLÉRANTE AU LACTOSE

Là encore, pas de problème puisque les produits laitiers autorisés par l'alimentation cétogène contiennent peu voire pas de lactose, et sont donc tout à fait digestes, y compris en cas d'intolérance. Du fait de leur mode de fabrication, le beurre et la crème n'en renferment presque pas et, même chose pour les yaourts à la grecque et les fromages. De plus, pour ceux qui ne veulent pas de produits laitiers animaux, avec le kéto, on peut opter pour les crèmes de coco ou de soja.

◊ JE SUIS INTOLÉRANTE AU GLUTEN

L'alimentation cétogène est faite pour vous puisqu'elle est basée sur la suppression des aliments contenant du gluten, à savoir les farines de blé, froment, épeautre, kamut®, orge, seigle et leurs dérivés, pâtes, biscottes, viennoiseries, beignets, crêpes, gaufres, biscuits salés ou sucrés… Tous les aliments recommandés par le kéto sont sans gluten : poissons et viandes, matières grasses, avocat, légumes verts, farines de lin et de coco… Attention cependant aux produits transformés industriels, car la plupart contiennent du gluten. Au moindre doute, mieux vaut jeter un œil sur la liste des ingrédients, ou vérifier l'absence de mention « peut contenir des traces de gluten » ou la présence du logo épi de blé barré.

La farine d'amande est aussi une bonne alternative à la farine de blé !

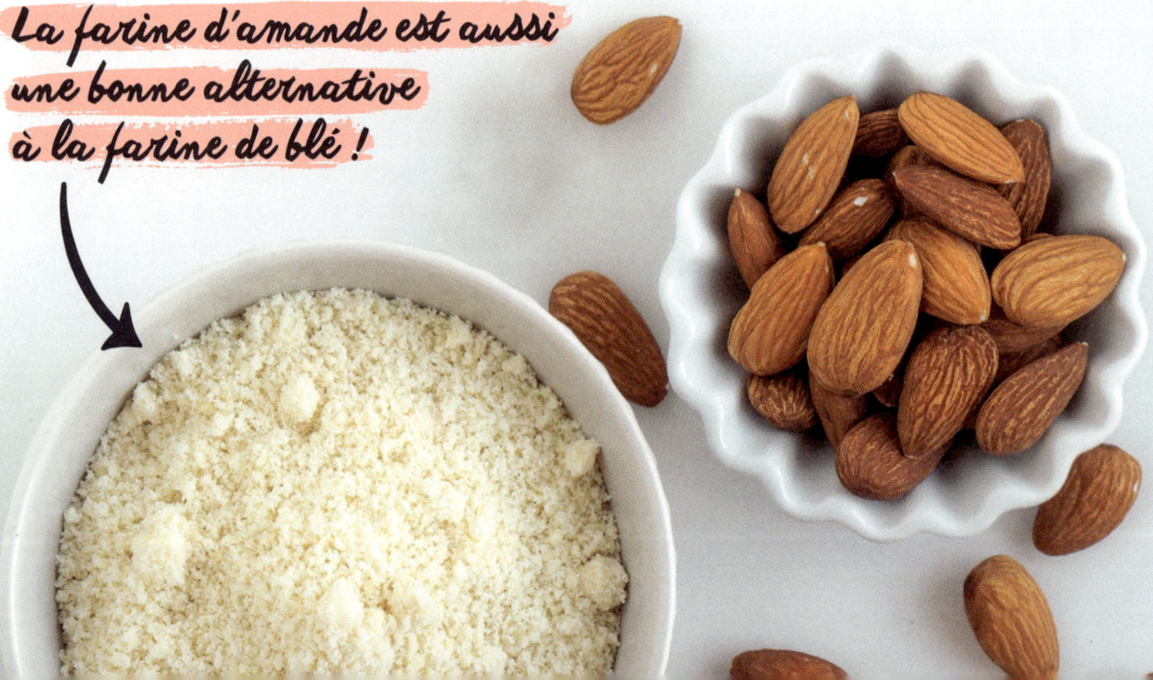

◇ JE NE CUISINE PAS

Pas envie ? C'est dommage, mais ce n'est pas un souci car les repas kéto peuvent être très simples et sans préparation : un demi-avocat, de la charcuterie ou des tranches de saumon, un yaourt à la grecque ou un plateau de fromages, et le tour est joué ! Pas le temps ? Il suffit de s'organiser. Moi aussi, au début, j'ai dû prendre mes marques ! Avec toutes mes casquettes (maman, compagne, influenceuse…), je n'avais pas forcément la possibilité de passer du temps tous les jours aux fourneaux. Et là, j'ai découvert le batch cooking ! Cette méthode consiste à cuisiner presque tous les repas de la semaine en une fois et en même temps. Elle m'a aidée à tout concilier : activité, gourmandise et équilibre alimentaire. C'est simple, après avoir élaboré mes menus et fait les courses, je passe en cuisine : je lave, épluche et coupe les légumes, je prépare les sauces froides (mayonnaise, vinaigrette), je cuisine les plats mijotés (tajines, ragoûts…), je cuis les œufs durs, je fais cuire mon bouillon d'os pendant des heures… Enfin, je laisse refroidir, je stocke dans différents récipients hermétiques et je range au réfrigérateur ou je congèle en portions.

◇ JE NE PRENDS JAMAIS DE PETIT DÉJEUNER

Je vous rassure : je n'en prends pas tous les jours non plus, sauf en vacances ! Quand on n'a pas faim le matin, sauter le petit déjeuner peut être intéressant car cela permet de jeûner plus longtemps. En revanche, pour compenser, je me fais de super repas complets avec entrée, plat, fromage et dessert. Je vous conseille aussi de dîner tôt, dès 18 h si possible, afin d'allonger la durée de jeûne et de favoriser une digestion et un sommeil de meilleure qualité.

◇ JE NE DÎNE PAS

C'est parfait pour l'alimentation cétogène ! Sauter le dîner est très intéressant car cela vous permet de jeûner plus longtemps et de favoriser une bonne digestion avant le sommeil. Plus le repas du soir est léger, plus le contrôle du poids est facilité. Si vous ne vous sentez pas de sauter le dîner, l'avancer à 18 h voire 17 h peut être une excellente alternative !

LES RECETTES *d'Ayem*

Et maintenant que vous avez bien compris les principes du kéto et que vous avez acheté tous les produits nécessaires, suivez-moi en cuisine !

GOOD Morning

P'tits déj' sucrés et salés

Mon petit café gras
#bulletproof

Pour 1 café
Préparation 5 min

Ingrédients

- 1 tasse de café
- 1 c. à s. d'huile de coco ou d'huile TCM
- 15 g de beurre doux
- 1 c. à s. de crème entière

Verser le café chaud dans une tasse ou un mélangeur, ajouter l'huile de coco (ou TCM) puis ajouter le beurre.

Brasser le mélange à l'aide d'un mousseur à lait ou d'un mélangeur.

Fouetter énergiquement la crème entière afin d'obtenir une crème fouettée.

Ajouter une cuillerée à soupe de crème fouettée pour obtenir une texture riche et onctueuse.

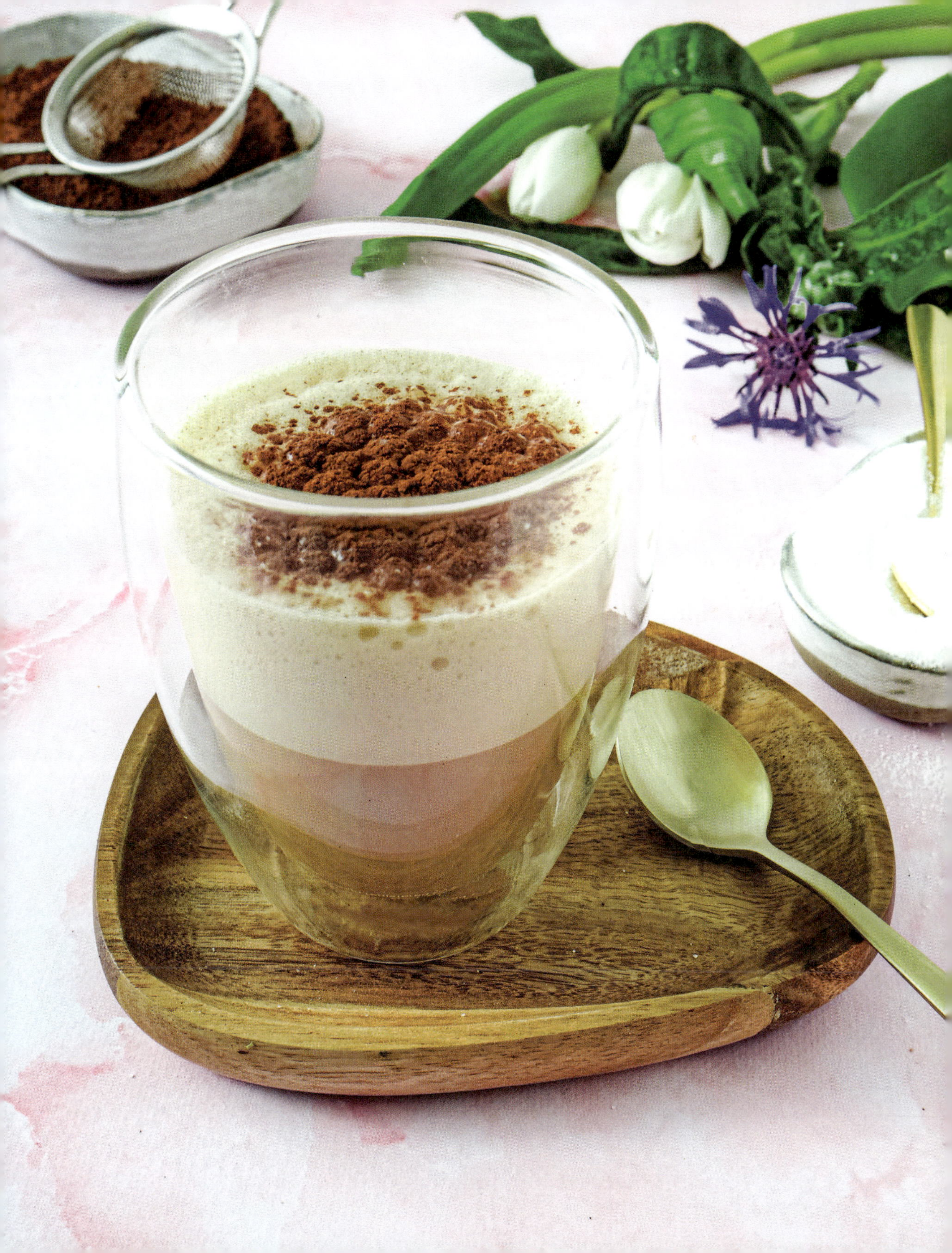

Gâteau au yaourt

Pour 8 portions
Préparation 10 min
Cuisson 25 min

Ingrédients

- 150 g de poudre d'amande
- 10 g de farine de coco
- 10 g de farine d'amande
- 120 g de beurre
- 45 g d'érythritol blanc
- 45 g d'érythritol roux
- 3 œufs
- 1 yaourt à la grecque Yaos
- ½ citron vert
- ½ sachet de levure
- 2 c. à s. de poudre de gousse de vanille

Préchauffer le four à 180 °C.

Dans un saladier, verser l'ensemble des ingrédients et mélanger afin d'obtenir une pâte homogène.

Verser la pâte dans un moule à manqué préalablement beurré.

Mettre au four et laisser cuire pendant 25 minutes à 180 °C.

Mon astuce en + **Pour encore plus de gourmandise, vous pouvez agrémenter ce gâteau nature de myrtilles, de baies de goji ou encore de framboises.**

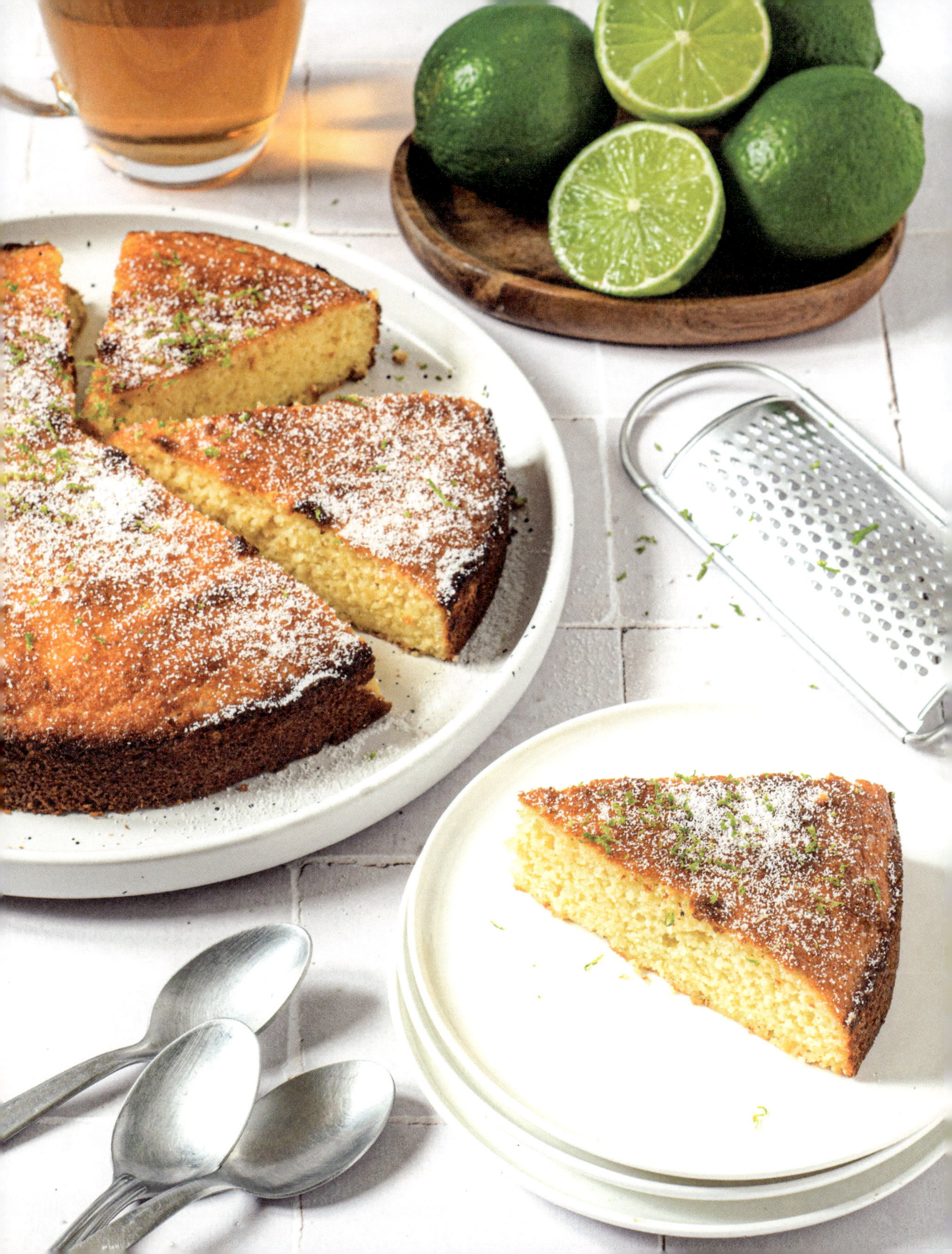

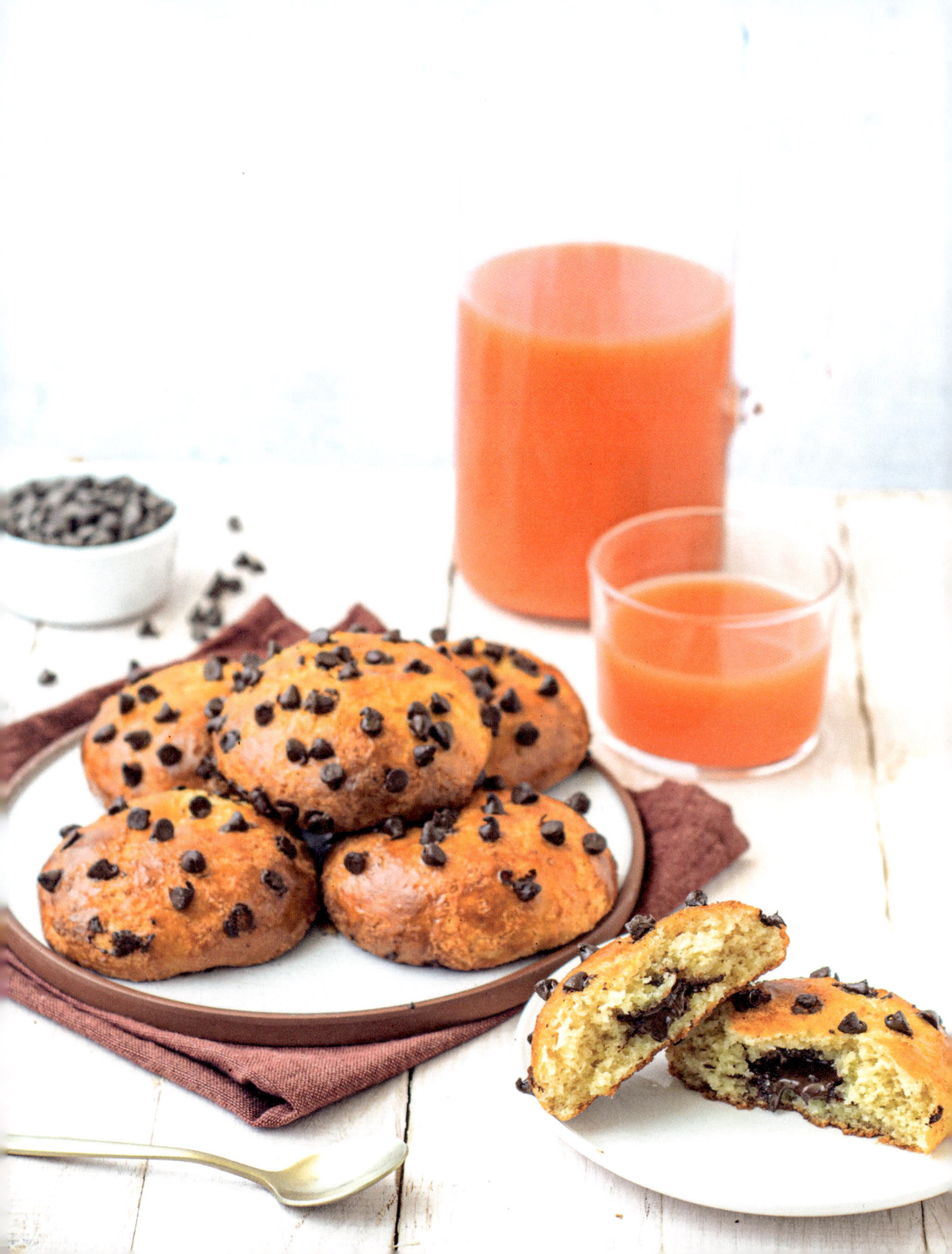

Brioches
coeur chocolat

Pour 6 brioches
Préparation 30 min
Repos 1 h
Cuisson 25 min

Ingrédients

- 125 g de mozzarella râpée
- 65 g de Carré frais Gervais
- 1 œuf
- ½ sachet de levure
- 125 g de poudre d'amande
- 45 g d'érythritol
- 12 g de psyllium
- 30 g de beurre
- 1 jaune d'œuf
- 125 g de pépites de chocolat kéto sans sucre
- 6 carrés de chocolat noir à 85 %

Dans le bol d'un mixeur, déposer tous les ingrédients à l'exception du chocolat et du jaune d'œuf et mixer l'ensemble jusqu'à obtention d'une pâte homogène.

Former une boule et laisser reposer au frais pendant une heure.

Préchauffer le four à 180 °C.

Former 6 pâtons de même taille et insérer un carré de chocolat noir à 85 % au centre. Dorer les boules avec un jaune d'œuf et parsemer de pépites de chocolat kéto.

Enfourner et cuire 25 minutes.

Kéto *pancakes*

Pour 6 pancakes
Préparation 10 min
Cuisson 10 min

Ingrédients

- 75 g de farine d'amande
- 40 g de farine de coco
- 25 g d'érythritol roux
- ½ sachet de levure chimique
- 25 cl de lait de coco (ou lait de soja, lait d'amande)
- 1 c. à s. d'huile de coco
- 1 c. à c. d'eau de fleur d'oranger
- 1 c. à c. de poudre de gousse de vanille
- 3 œufs

Dans un saladier, battre les œufs avec l'érythritol roux. Incorporer l'huile de coco fondue et ajouter le lait de coco.

Ajouter les farines, la levure, l'eau de fleur d'oranger, la vanille et mélanger la préparation.

Dans une poêle à feu moyen, réaliser le pancake à l'aide d'une louche.

Faire cuire 5 minutes une face, retourner et faire cuire 5 minutes l'autre face.

Recommencer jusqu'à épuisement de la pâte.

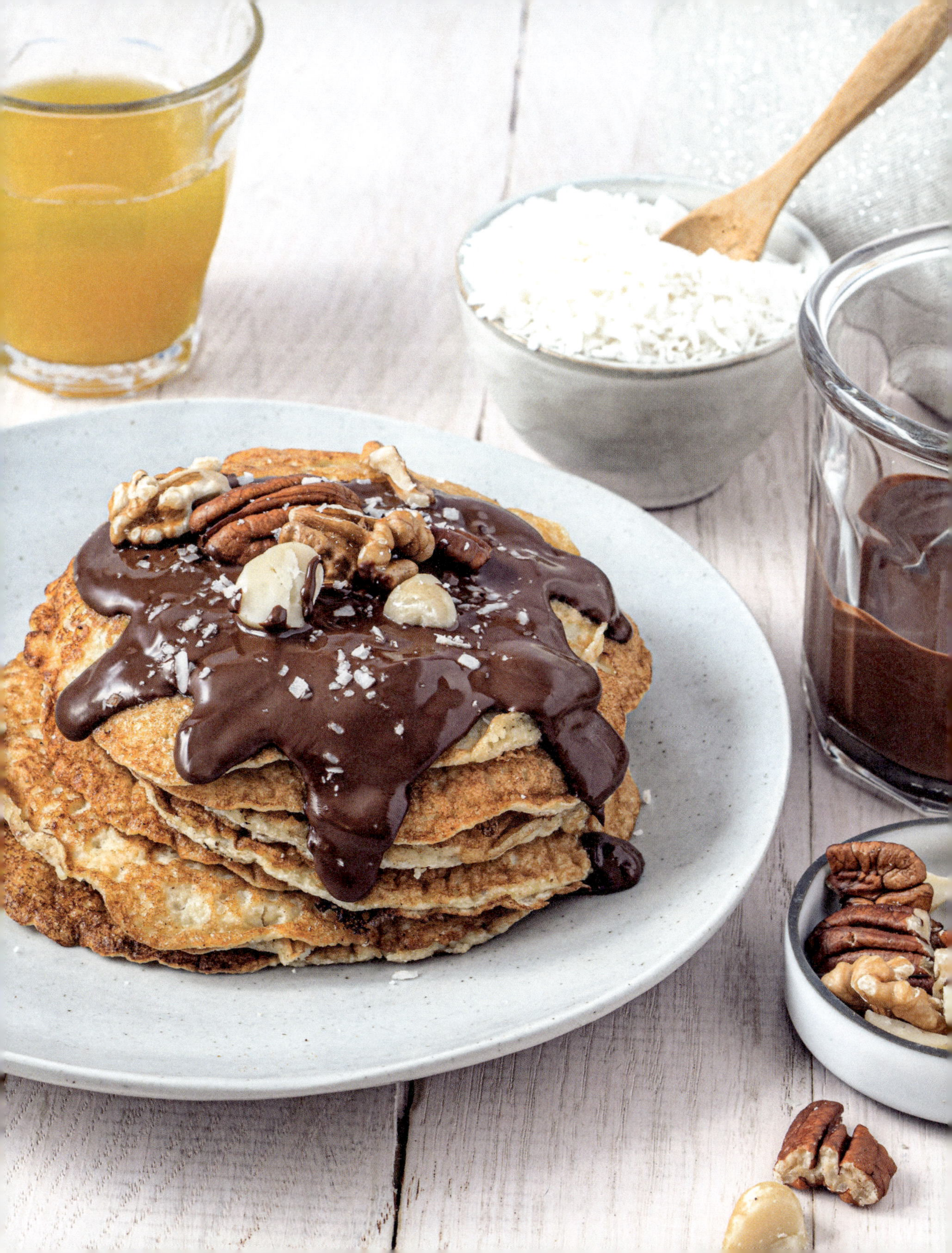

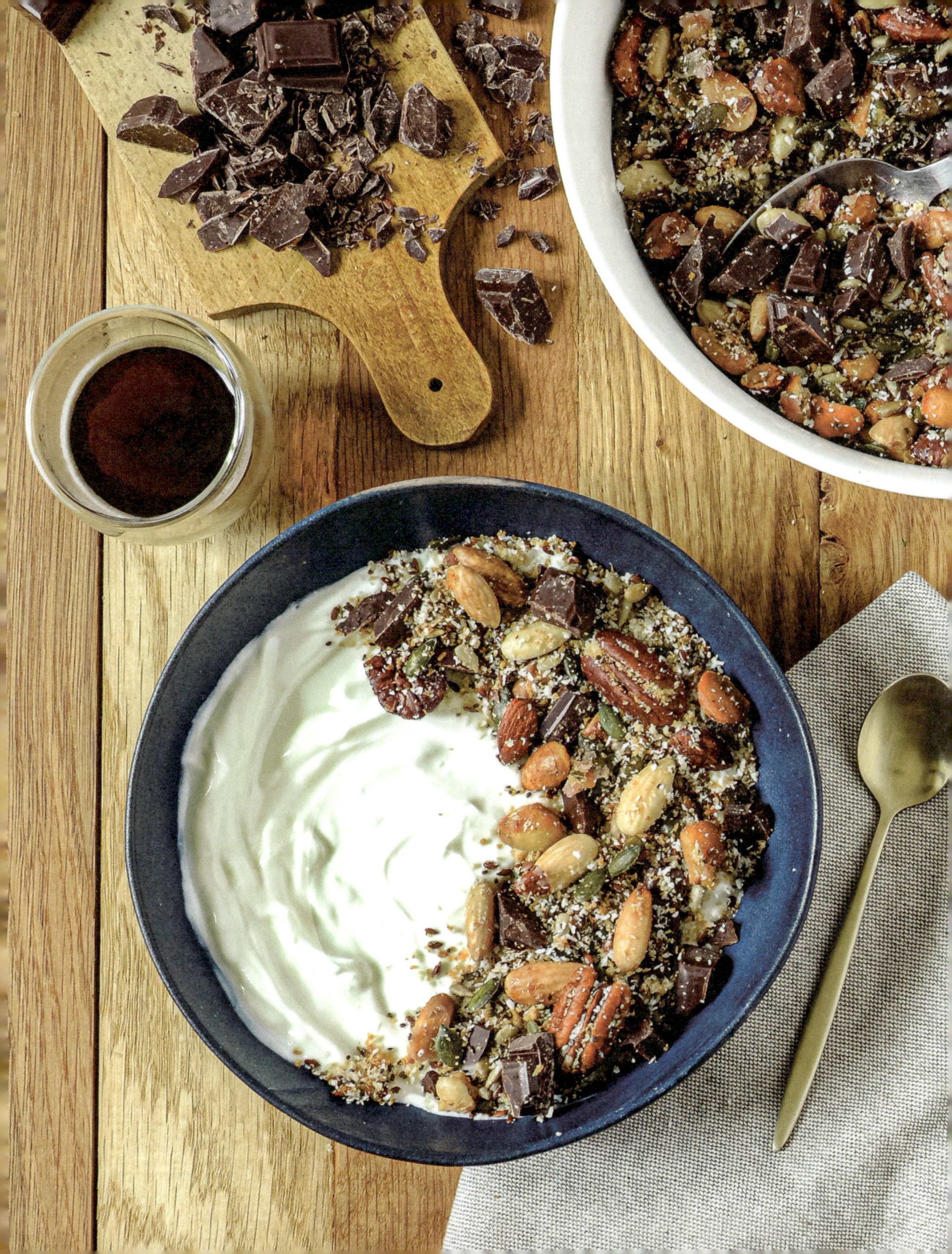

Granola
gourmand

Pour 12 portions de 40 g
Préparation 5 min
Cuisson 12 min
Conservation jusqu'à 3 mois

Ingrédients

- 40 g d'huile de coco
- 250 g de mélange de fruits secs (noix de pécan, noix de macadamia, amandes, graines de courge)
- 125 g de noix de coco râpée
- 60 g d'érythritol roux
- 125 g de pépites de chocolat kéto sans sucre

Préchauffer le four à 180 °C.

Dans un saladier, mélanger les fruits secs, la noix de coco et l'érythritol.

Faire fondre l'huile de coco et en enrober tout le mélange.

Verser la préparation sur une plaque recouverte de papier cuisson et faire cuire au four pendant 12 minutes.

Laisser refroidir puis ajouter les pépites de chocolat et conserver dans un bocal hermétique.

Le granola peut se conserver jusqu'à trois mois.

Mon astuce en + **Vous pouvez ajouter de la cannelle, de la vanille, des canneberges selon vos goûts.**

Confiture de fraises

Pour 4 à 6 portions
Préparation 10 min
Cuisson 15 min

Ingrédients

- 1 kg de fraises
- ½ l d'eau
- 80 g d'érythritol
- 2 c. à s. de jus de citron
- 6 g de gélatine neutre

Faire chauffer l'eau dans une casserole et y incorporer les fruits.

Ajouter le jus de citron et laisser cuire à feu doux 15 minutes.

Ajouter la gélatine en remuant et laisser refroidir.

Consommer rapidement, car l'absence de sucre empêche une longue conservation.

Mon astuce en + **Vous pouvez utiliser des fraises, des framboises, des baies fraîches ou congelées. Faites-vous plaisir en fonction de vos préférences. Vous pouvez faire macérer les fruits dans l'eau la veille en les laissant toute la nuit au frais.**

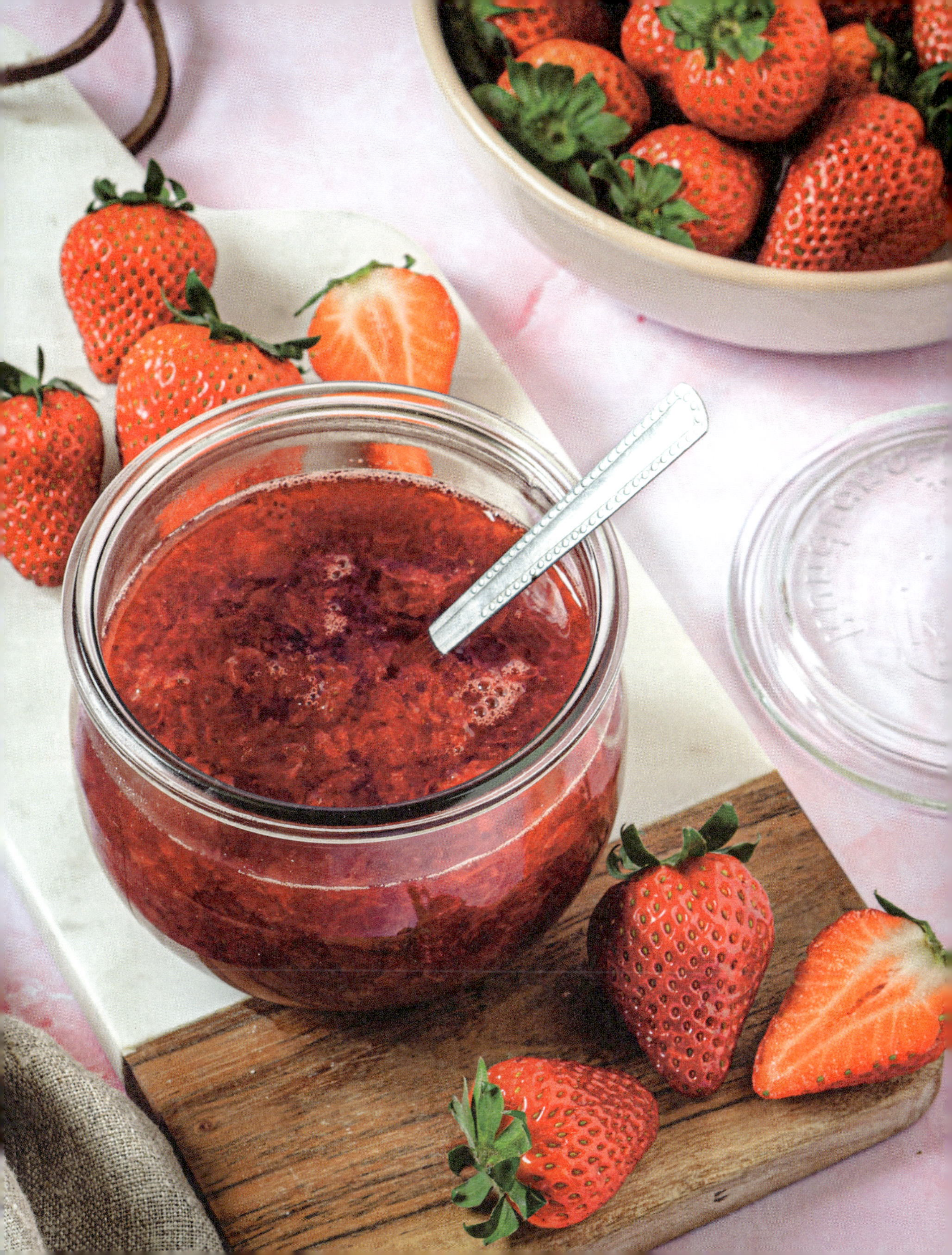

Buns *kéto*

Pour 6 buns
Préparation 10 min
Cuisson 40 min
Repos 1 h

Ingrédients

- 195 g de poudre d'amande
- 3 œufs
- 250 ml d'eau chaude
- 52 g de psyllium
- 2 c. à s. de vinaigre de cidre
- 1 c. à c. de sel
- 1 sachet de levure chimique
- 2 c. à s. de mélange de graines

Dans la cuve d'un robot pâtissier, mélanger tous les ingrédients secs, sauf le mélange de graines.

Séparer les blancs et les jaunes des œufs. Garder les blancs. Ne conserver qu'un jaune d'œuf pour cette recette, il servira à dorer les pains ultérieurement.

Ajouter les ingrédients liquides, sauf le jaune d'œuf, et pétrir la pâte, avec un crochet, pendant une dizaine de minutes.

Placer un linge propre sur la pâte et la réserver au frais 1 heure minimum.

Diviser la pâte en 6 parts égales et former des boules. Pour qu'elles soient parfaitement lisses, graissez vos mains avec de l'huile de coco avant de former les boules.

Préchauffer le four à 180 °C.

À l'aide d'un pinceau alimentaire, dorer les buns à l'aide du jaune d'œuf. Saupoudrer avec le mélange de graines et enfourner 40 minutes environ.

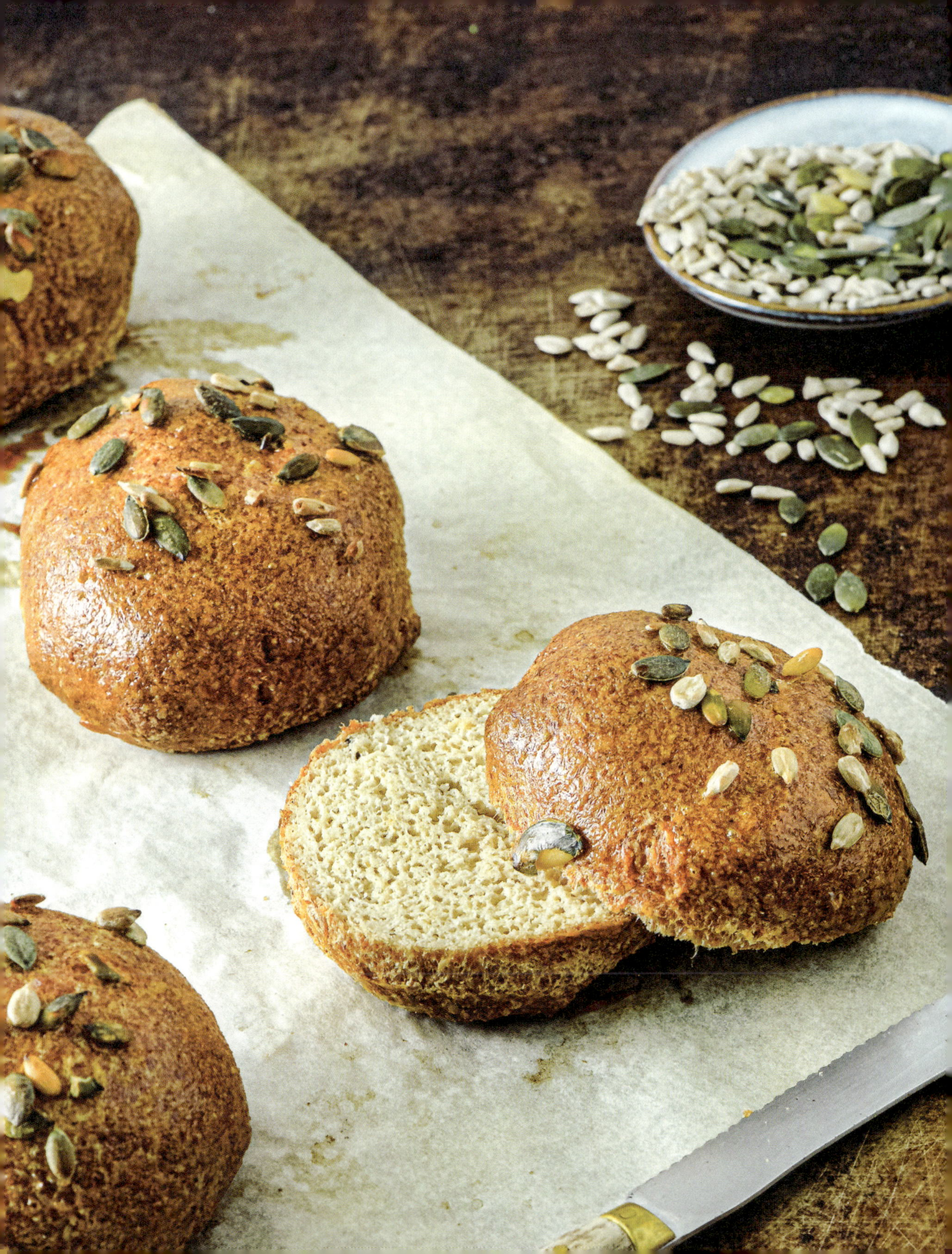

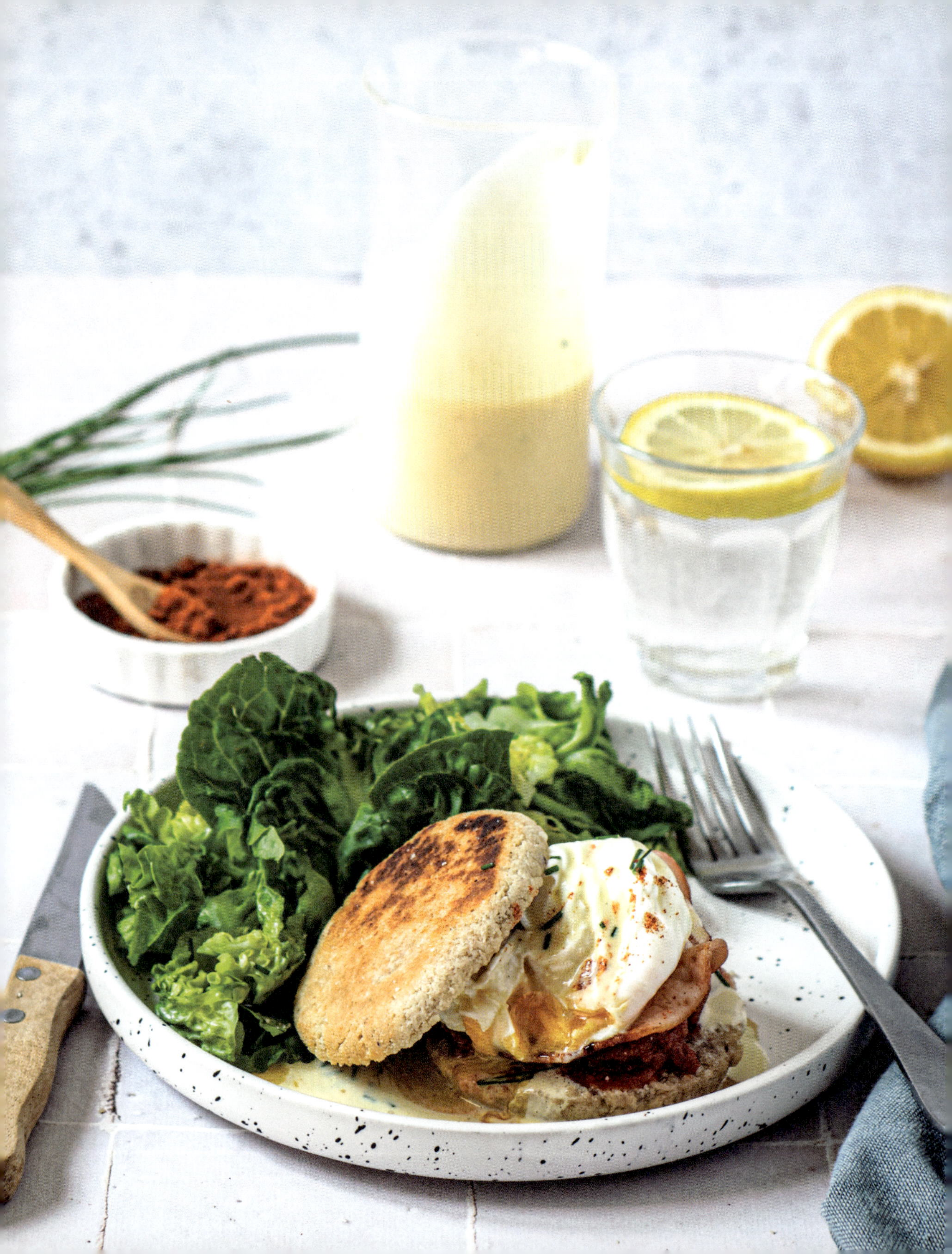

Œufs Bénédicte

Pour 4 portions
Préparation 20 min
Cuisson 20 min

Ingrédients

- 4 œufs
- 4 tranches de bacon ou 4 tranches de saumon
- 2 c. à s. de concassée de tomates
- 20 g de beurre
- 1 c. à s. de vinaigre de cidre
- 1 botte de ciboulette
- 1 pincée de paprika

Pour les muffins

- 200 g de farine d'amande
- ½ sachet de levure et 1 pincée de bicarbonate de soude alimentaire
- 25 g d'huile de coco
- 1 œuf

Pour la sauce mousseline

- 125 g de beurre
- 2 jaunes d'œufs
- 1 c. à s. d'eau froide
- 1 c. à s. de jus de citron
- Sel

Dans un premier temps, préparer les muffins : mélanger tous les ingrédients pour la préparation des muffins dans un récipient. Former deux boules. Faire dorer à la poêle chaude quelques minutes sur chaque face.

Préparer la mousseline : dans une petite casserole au bain-marie, mélanger au fouet les jaunes d'œufs, le jus de citron et l'eau, fouetter jusqu'à ce que la sauce devienne onctueuse, incorporer en fouettant le beurre fondu par petites quantités, saler. Hors du feu, monter cette crème battue en chantilly.

Dans une casserole à large fond, porter de l'eau vinaigrée jusqu'à frémissement. Casser un œuf dans une tasse, le déposer à la surface du liquide, laisser pocher en rabattant le blanc autour du jaune. Lorsque le blanc est pris, retirer l'œuf à l'aide d'une écumoire, le déposer sur du papier absorbant. Recommencer pour les 3 œufs restants.

Faire dorer les tranches de bacon à la poêle. Ouvrir les muffins, les toaster, les beurrer lorsqu'ils sont encore chauds. Déposer 2 demi-muffins par assiette, les tartiner de la concassée de tomates.

Poser le bacon, l'œuf poché. Napper de sauce mousseline. Saupoudrer de paprika et de ciboulette.

Pain kéto

Pour 1 grand pain
Préparation 10 min
Repos 1 h
Cuisson 45-55 min

Ingrédients

- 5 c. à s. de poudre de psyllium (moulue finement)
- 200 g de farine d'amande (ou de lupin)
- 1 sachet de levure
- 2 c. à s. de vinaigre de cidre
- 3 blancs d'œufs
- 1 jaune d'œuf (pour la dorure uniquement)
- 20 cl d'eau
- 1 c. à c. de sel
- 1 c. à c. de sel de céleri
- 1 c. à c. d'oignon en poudre
- 1 c. à c. d'origan

Préchauffer le four à 180 °C.

Dans un récipient, mélanger tous les ingrédients ensemble, malaxer afin d'obtenir une pâte homogène.

Verser la pâte dans un moule à pain, laisser reposer 1 heure.

À l'aide d'un pinceau, appliquer le jaune d'œuf sur la pâte Puis enfourner 45 à 55 minutes (surveiller la cuisson).

Mon astuce en +

Pour plus de gourmandise, vous pouvez ajouter une poignée de graines de votre choix à la pâte de votre pain.

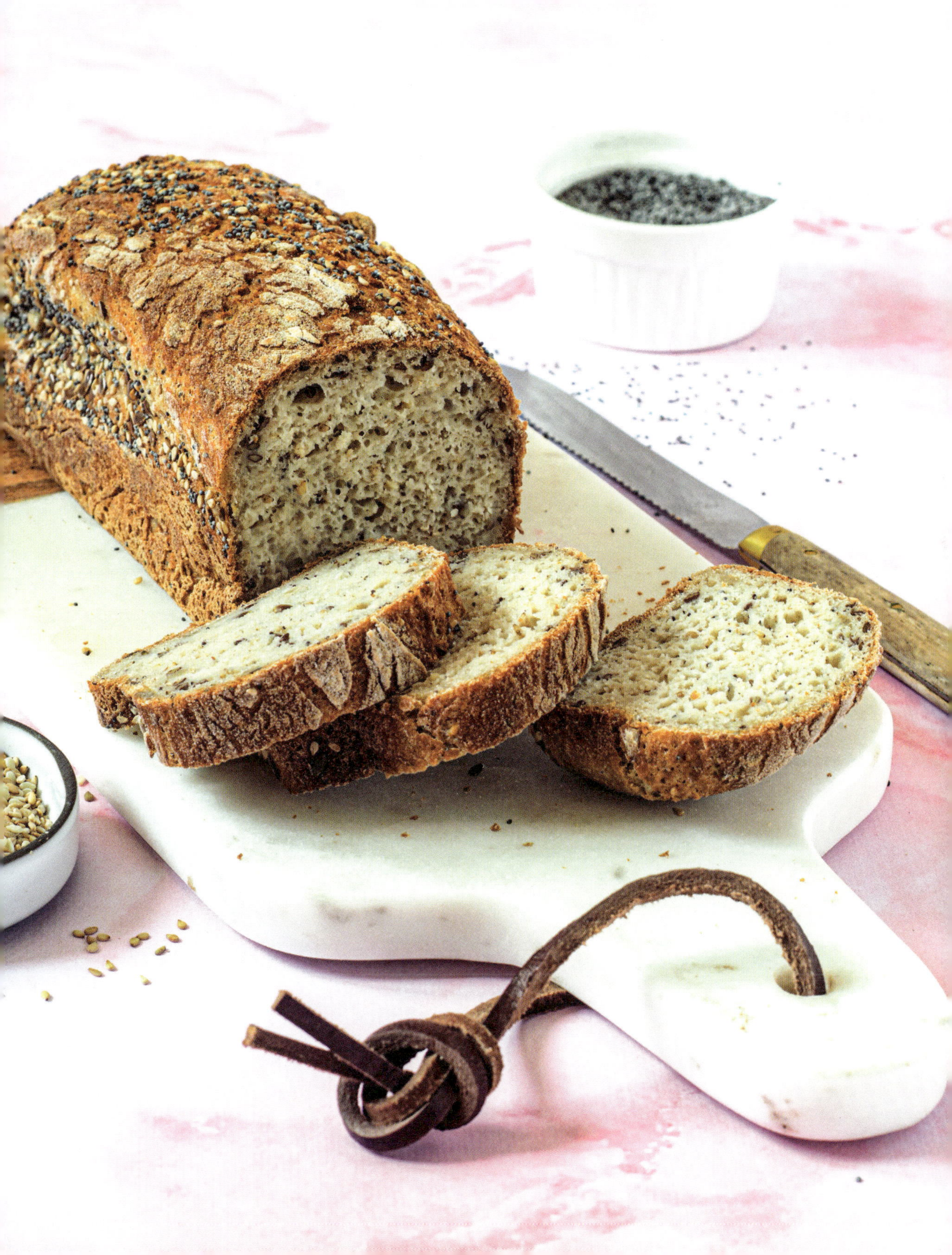

Blini *avocado-saumon*

Pour 1 gros blini
Préparation 15 min
Cuisson 5-10 min

Ingrédients

- 2 tranches de saumon
- 1 petit avocat mûr
- Huile d'olive
- Quelques branches d'aneth

Pour 1 gros blini

- 20 g d'amandes en poudre
- 10 g de farine d'amande
- 10 g d'huile d'olive
- 10 g d'huile de coco
- 1 pincée de sel
- 2 g de bicarbonate
- 1 œuf

Pour la crème fouettée

- 2 c. à s. de crème fraîche épaisse
- 70 g de fromage frais
- Quelques branches de ciboulette
- ½ citron
- ½ oignon
- Sel, poivre

Dans un récipient, badigeonner les tranches de saumon d'huile d'olive, ajouter l'aneth et réserver au réfrigérateur pendant la préparation du reste de la recette.

Dans un saladier, réaliser la pâte à blini en mélangeant les amandes, la farine, l'huile d'olive, le sel, le bicarbonate et l'œuf. Faire chauffer une noix d'huile de coco dans une poêle et à l'aide d'une grande cuillère y déposer la pâte à blini.

Faire chauffer les deux faces deux minutes et réserver.

Dans un récipient, mélanger tous les ingrédients pour la réalisation de la crème fouettée en les montant à l'aide d'un fouet.

Dresser le blini en y déposant les tranches d'avocat, les tranches de saumon, puis en ajoutant par-dessus la crème fouettée.

Mon astuce en +

Vous pouvez aussi diviser la pâte pour réaliser plusieurs petits blinis au lieu d'un seul.

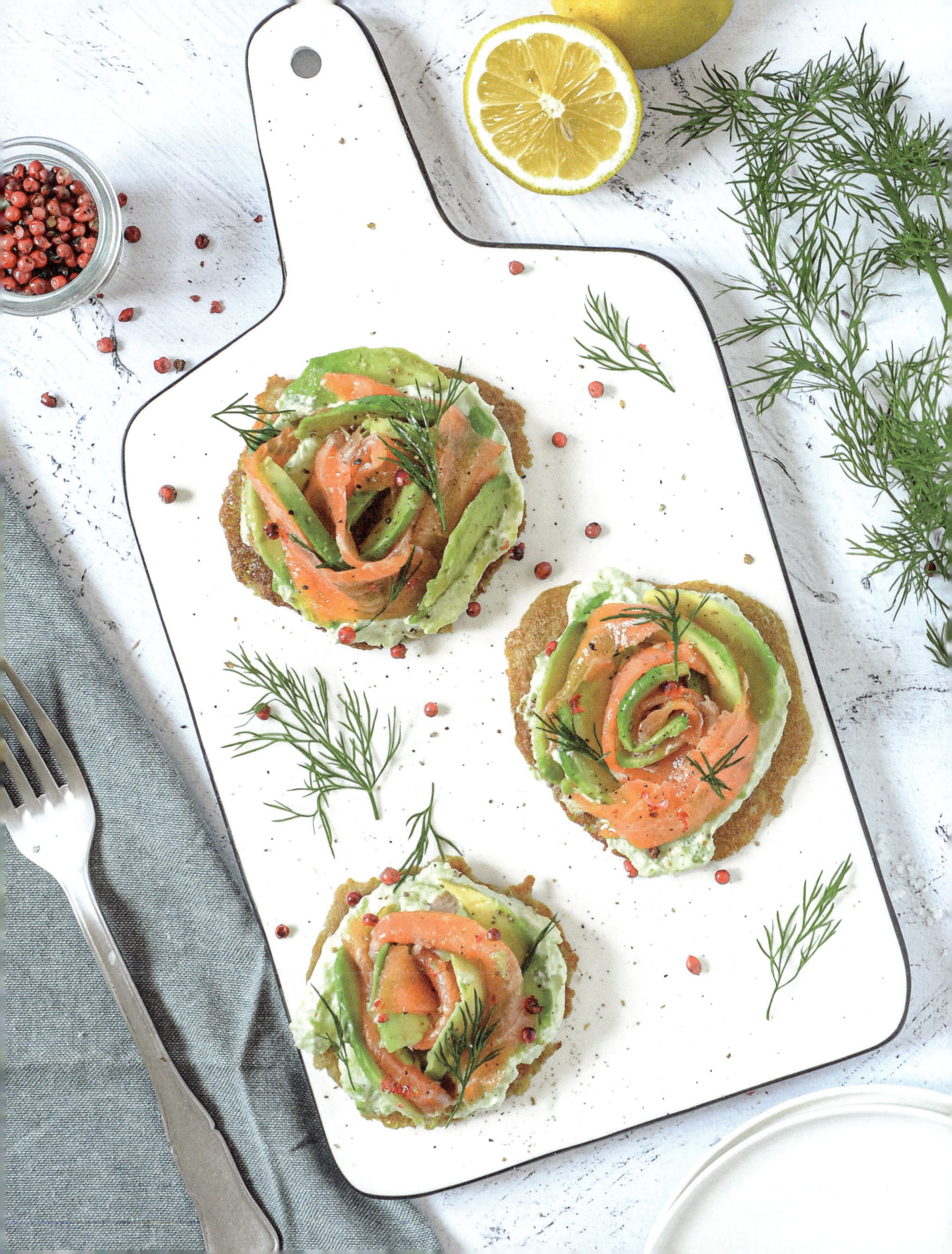

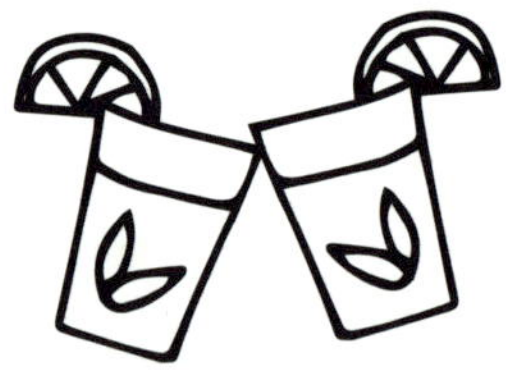

Cheers !

Apéros, sauces et cocktails

Préparation 15 min
Cuisson 45 min

Ketchup

Ingrédients

- 2 tomates
- 1 poivron rouge et demi
- Quelques gouttes de tabasco
- Quelques feuilles de basilic
- 1 gousse d'ail
- 1 c. à s. de jus de citron
- 1 c. à s. d'érythritol
- Sel

Plonger les tomates une minute dans l'eau bouillante puis les peler et les épépiner. Couper la chair en morceaux.

Hacher la gousse d'ail.

Couper le poivron et en retirer les pépins.

Faire revenir l'ail dans une casserole huilée.

Après quelques minutes, ajouter les tomates. Saler. Ajouter le jus de citron, le tabasco, l'érythritol, les morceaux de poivron et le basilic.

Couvrir et faire mijoter 30 minutes sur feu doux (ajouter un peu d'eau si besoin).

Mixer la préparation.

Préparation 5 min
Cuisson 5-10 min

Sauce épicée

Ingrédients

- 1 tomate
- 1 oignon
- 1 c. à s. de ciboulette émincée
- Quelques feuilles de basilic
- 1 gousse d'ail
- 3 c. à s. d'huile d'olive
- 1 c. à s. de jus de citron
- 3 à 4 piments rouges
- Sel
- Poivre

Laver et couper la tomate, l'oignon, les piments.

Dans un mixer, déposer tous les ingrédients à l'exception de l'huile et mixer grossièrement.

Dans une poêle, faire chauffer l'huile à feu doux et ajouter la préparation mixée.

Laisser cuire à couvert en remuant pendant 5 à 10 minutes.

Laisser refroidir la sauce puis la verser dans un récipient et conserver au réfrigérateur.

Préparation 5 min

Mayonnaise

Ingrédients

- 1 gros jaune d'œuf
- 1 c. à s. de moutarde
- 1 c. à s. de vinaigre de cidre
- 150 ml d'huile d'avocat (ou autre huile végétale)
- 1 c. à s. d'huile de coco
- 1 pincée de sel
- 1 pincée de poivre

Dans un récipient, mélanger le jaune d'œuf, la moutarde, le sel et le poivre.

Ajouter le vinaigre.

Battre le mélange et ajouter l'huile d'avocat, battre le mélange en ajoutant petit à petit l'huile de coco fondue.

Préparation 10 min
Cuisson 10 min

Béarnaise

Ingrédients

- 1 échalote
- 6 c. à s. de vinaigre de vin blanc
- 3 jaunes d'œufs
- 180 g de beurre fondu
- 1 yaourt à la grecque
- 1 c. à s. d'estragon frais émincé
- 1 c. à s. de basilic frais émincé
- Sel
- Poivre

Dans une casserole, porter à ébullition le vinaigre avec l'échalote. Saler, Poivrer. Faire réduire jusqu'à ce qu'il ne reste qu'un peu de liquide. Passer au tamis.

Dans un bol au bain-marie, fouetter la réduction de vinaigre avec les jaunes d'œufs jusqu'à ce que la texture devienne épaisse et mousseuse.

Retirer le bol du bain-marie. Hors du feu, ajouter le beurre en un mince filet en fouettant constamment. Ajouter le yaourt et fouetter. Ajouter l'estragon et le basilic. Saler et poivrer si besoin. Si la texture est trop épaisse, ajouter un peu d'eau chaude en fouettant.

Réserver à température ambiante et remettre au bain-marie quelques secondes en remuant juste avant de servir.

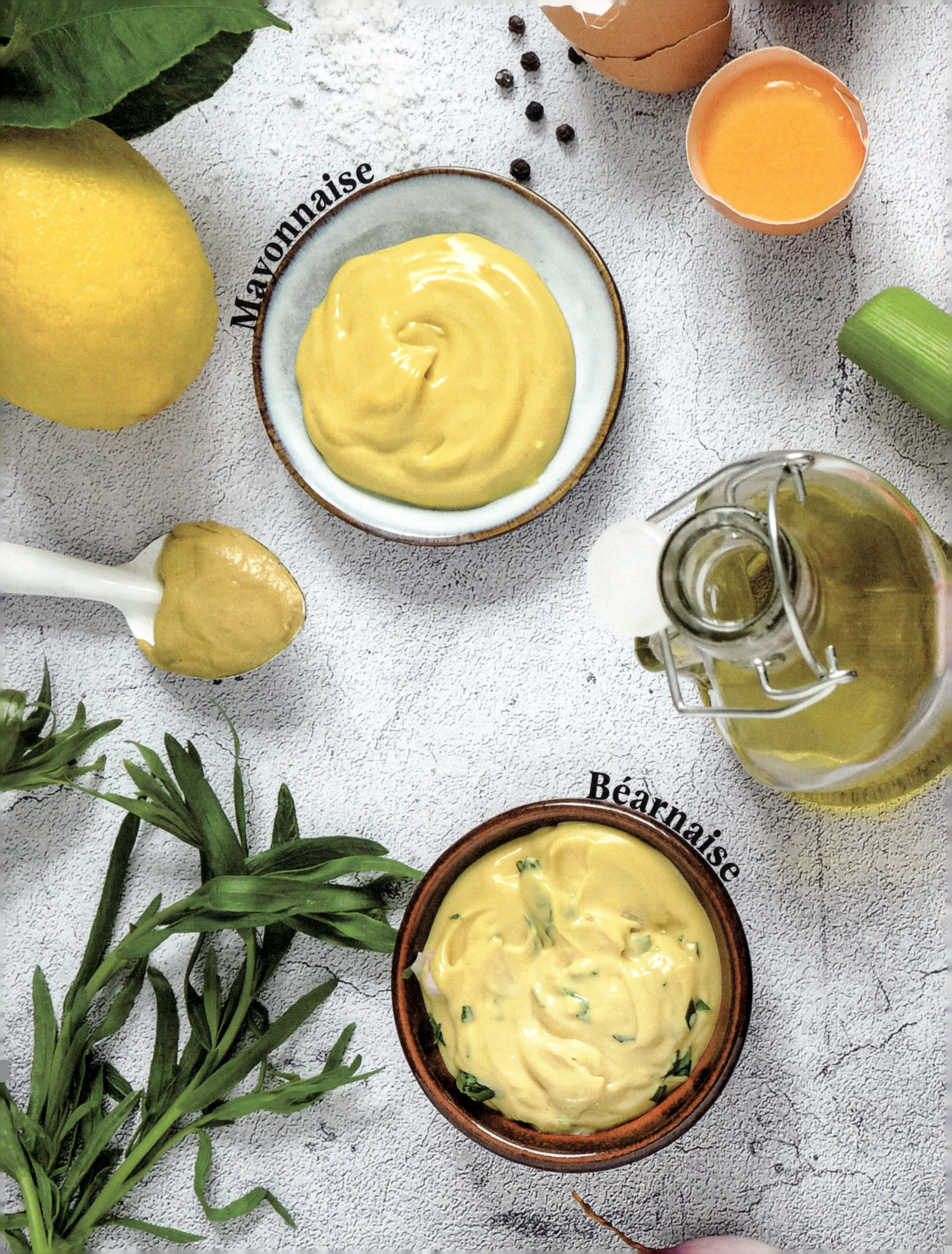
Mayonnaise
Béarnaise

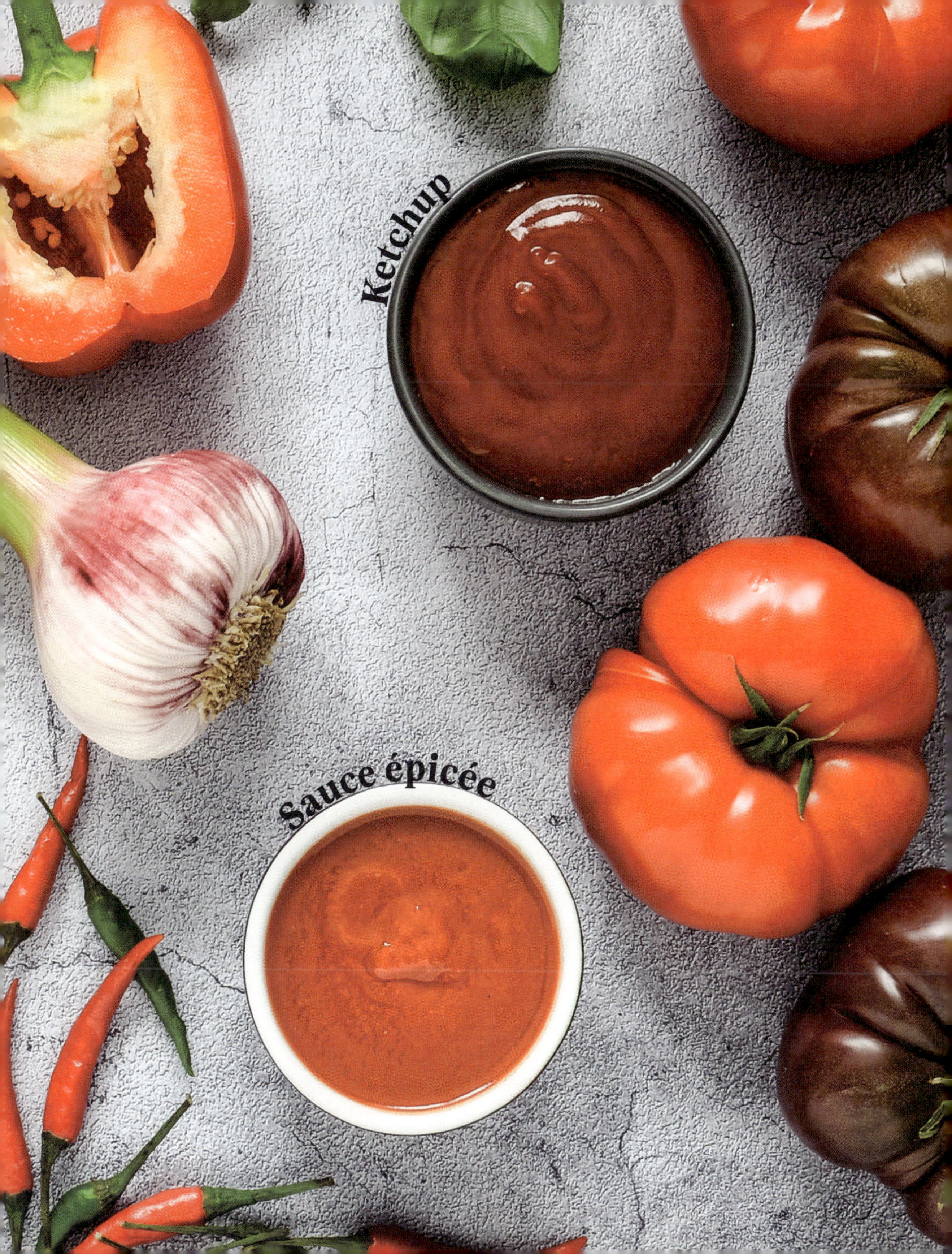
Ketchup
Sauce épicée

Petits roulés aux saucisses

Pour 6 portions
Préparation 10 min
Repos 30 min
Cuisson 15 min

Ingrédients

- 300 g de farine d'amande
- 100 g de farine de coco
- 120 g de beurre fondu
- 4 œufs entiers
- 1 jaune d'œuf
- ½ c. à c. de sel
- 20 petites saucisses apéro
- Fromage frais de type St-Môret

Dans un saladier, mélanger tous les ingrédients secs ensemble.

Ajouter le beurre fondu et les œufs entiers.

Bien mélanger jusqu'à l'obtention d'une pâte à la texture homogène.

Former une boule et la placer au frais 30 minutes dans du papier film alimentaire.

Préchauffer le four à 180 °C.

Couper les petites saucisses en rondelles de 2 à 3 cm.

Étaler la pâte sur le plan de travail, couper des bandes de 5-6 cm de long et de 2 cm de large. Tartiner les bandes avec un peu de fromage frais. Placer une rondelle de saucisse à un bout et rouler le tout.

Badigeonner les rouleaux avec un jaune d'œuf battu.

Faire cuire 15 minutes.

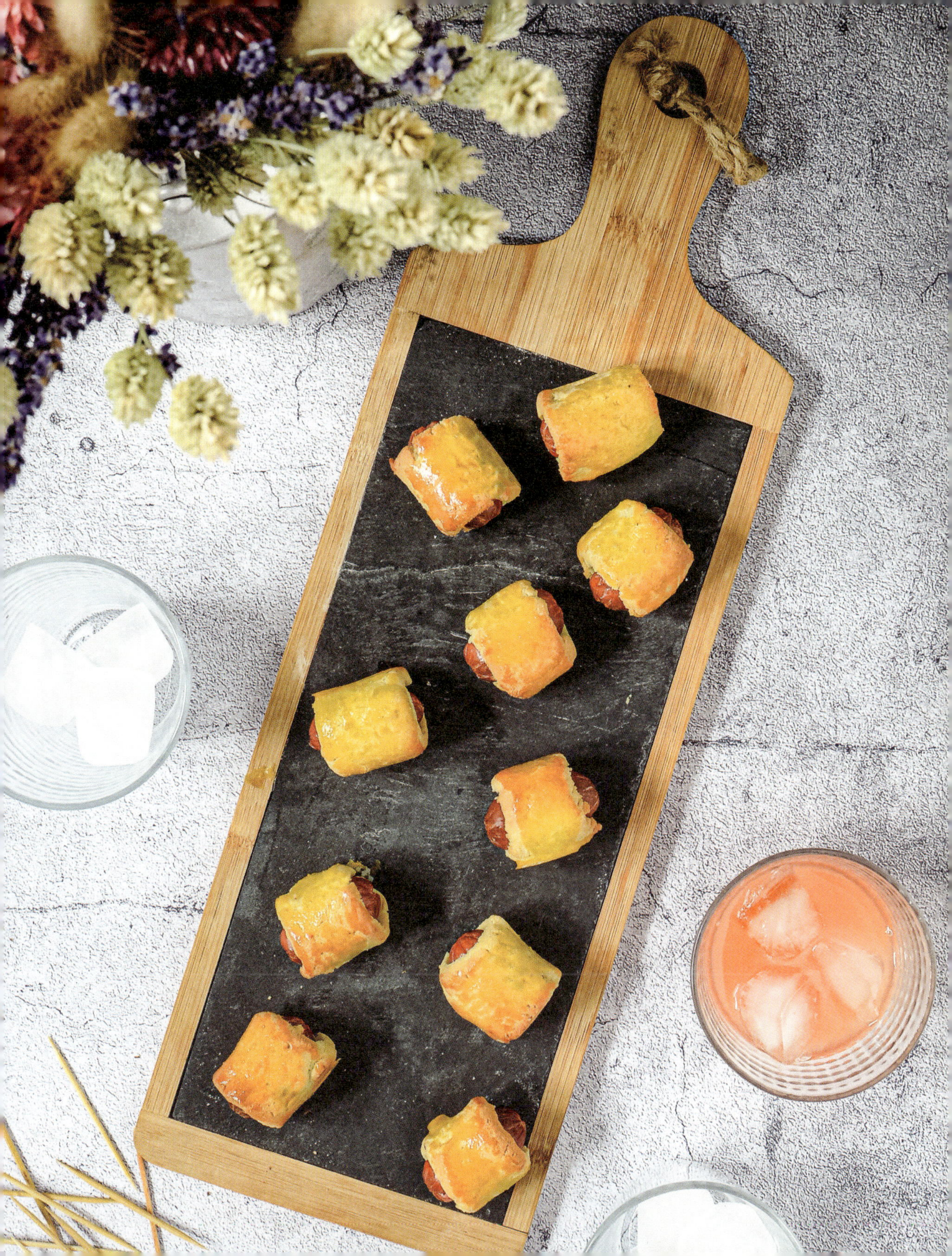

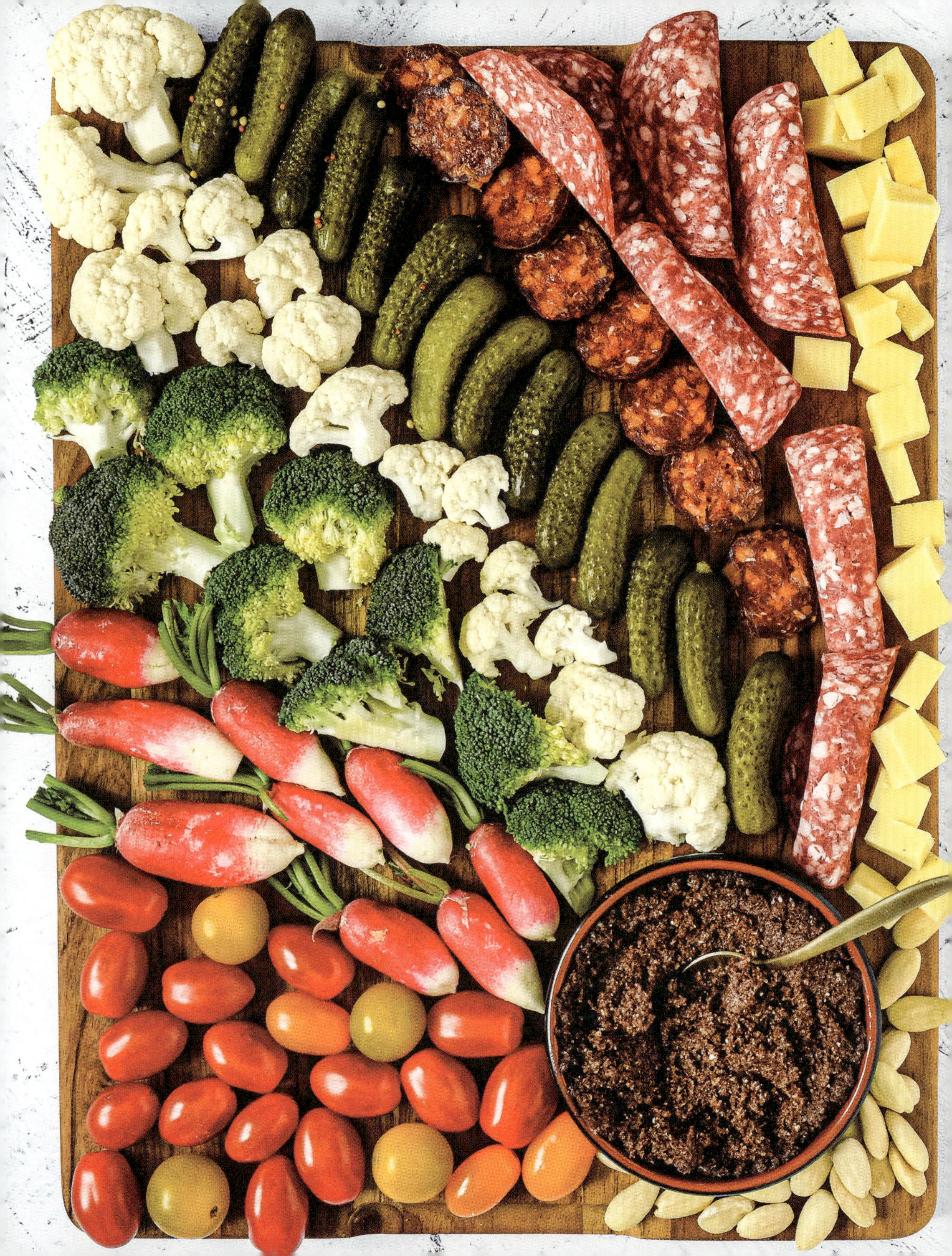

Planche apéro d'Ayem
et sa tapenade

Pour 4 à 6 portions
Préparation 10 min

Ingrédients

- 16 à 20 tranches de charcuterie au choix (saucisson, jambon, viande des Grisons…)
- 16 à 20 tranches de fromage au choix (comté, cheddar…)
- 1 bol de noix
- 1 bol d'amandes
- 1 bol d'olives
- 1 bol de cornichons
- 2 concombres
- 125 g de tomates cerises
- 1 chou-fleur
- 1 brocoli
- 1 botte de radis

Pour la tapenade

- 1 boîte d'olives vertes ou noires dénoyautées
- 120 g de poudre d'amande
- 150 g de parmesan râpé
- Poivre

Réaliser la tapenade : dans un mixeur, mélanger l'ensemble des ingrédients pour la tapenade. Mixer jusqu'à obtenir la texture souhaitée. Si vous souhaitez une texture plus lisse et homogène, vous pouvez ajouter une cuillerée à soupe d'huile d'olive. Réserver la tapenade dans un bol.

Couper les concombres en tranches. Tailler le chou-fleur et les brocolis pour obtenir des fleurettes.

Disposer les légumes, tranches de charcuterie et de fromage et les oléagineux sur une jolie planche en bois.

Présenter le tout, accompagné du bol de tapenade.

Chips de légumes

Pour 4 portions
Préparation 15 min
Cuisson 20 min

Ingrédients

- 1 chou kale
- 1 chou-rave
- 1 courgette
- 1 navet
- 1 aubergine
- 1 pincée d'ail en poudre
- 1 pincée de sel
- 1 pincée de poivre
- Huile d'olive

Laver, peler et couper en tranches fines tous les légumes.

Préchauffer le four à 180 °C.

Sur une feuille de papier cuisson, disposer les tranches de légumes. À l'aide d'un pinceau, badigeonner d'huile d'olive et parsemer de l'ail, du sel et du poivre.

Cuire au four durant 20 minutes puis réserver dans un endroit sec.

Mon astuce en +

Encore plus gourmand avec du ketchup ou de la mayo (voir recettes pages 100-101)

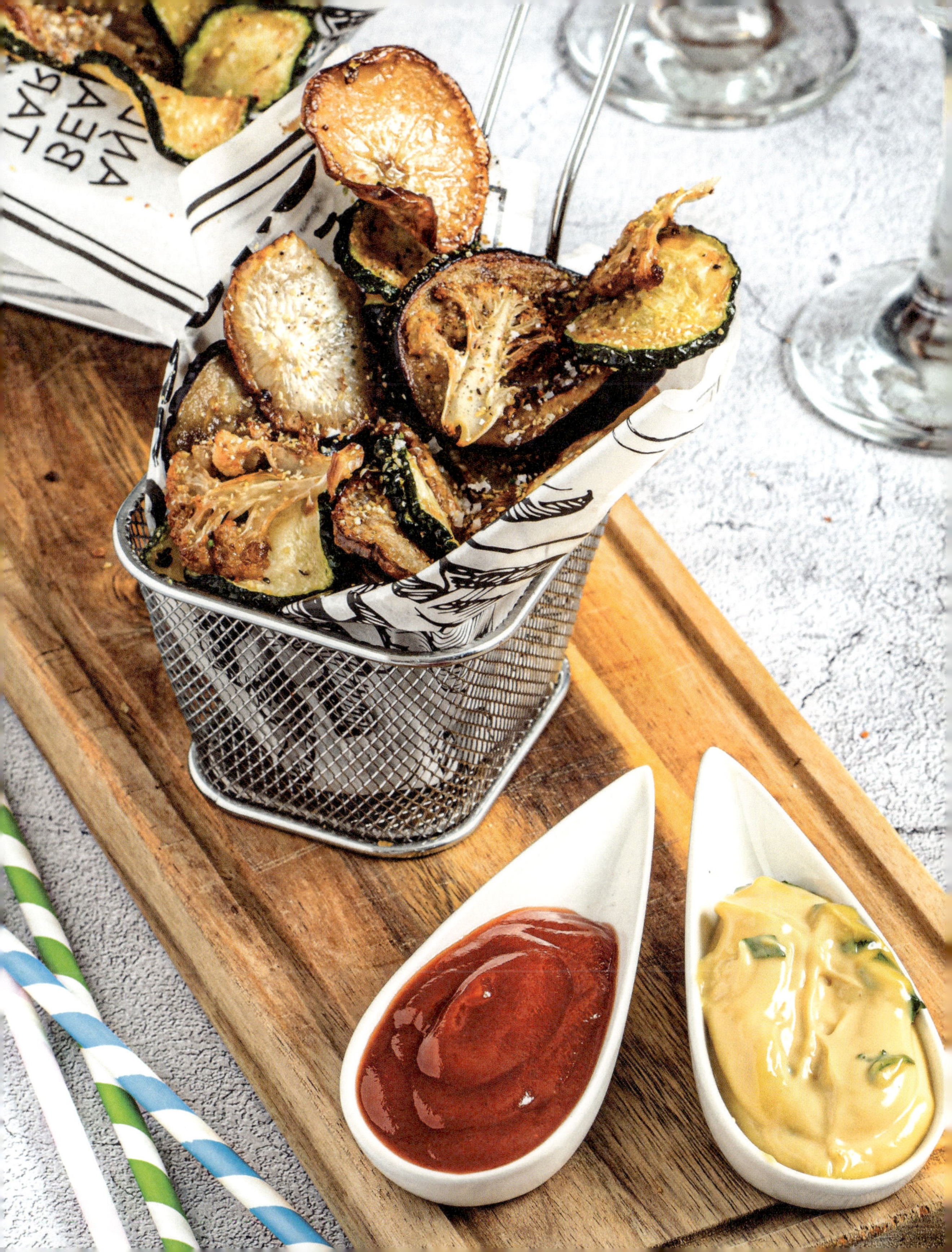

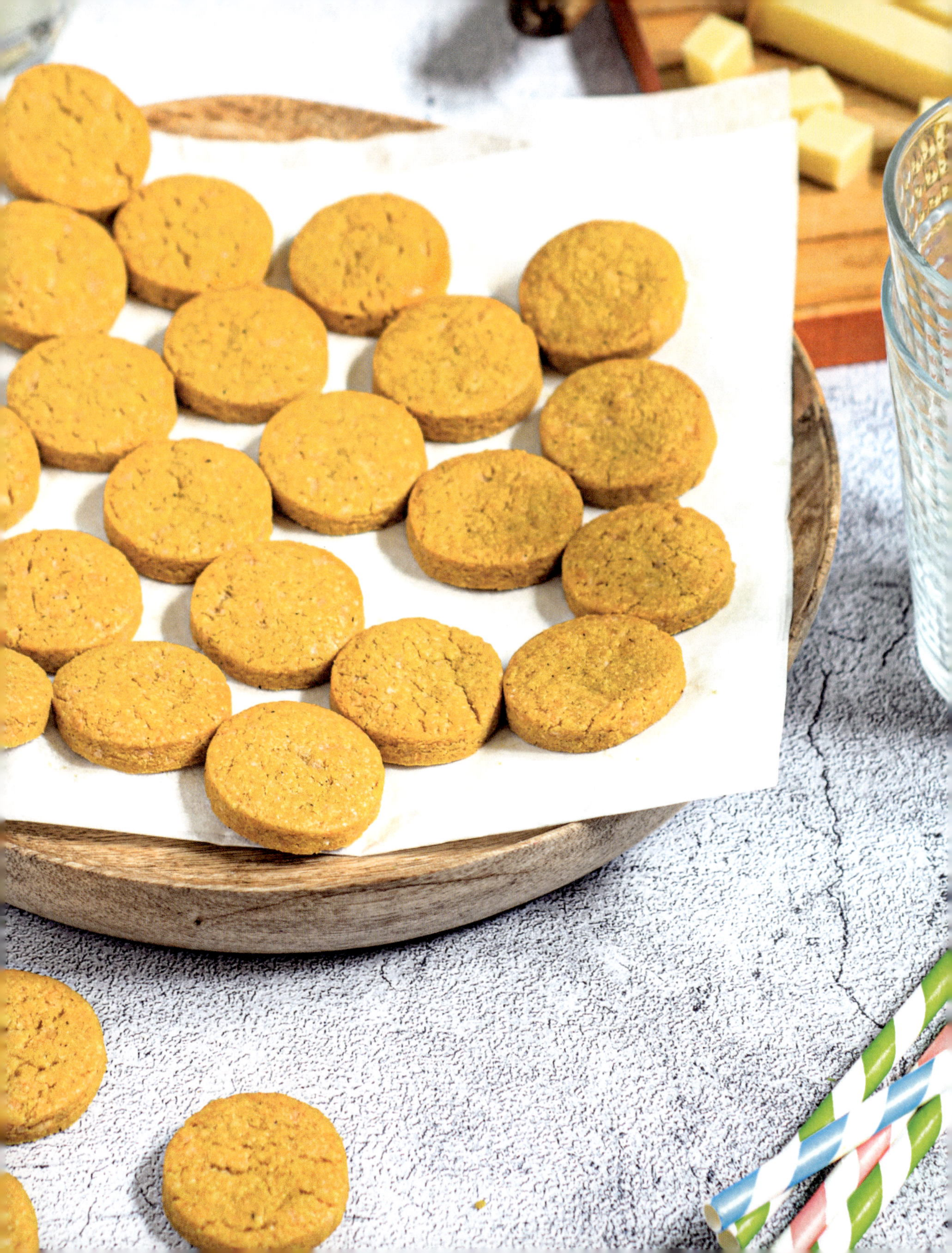

Petits sablés *apéritifs*

Pour 50 sablés
Préparation 10 min
Cuisson 15 min

Ingrédients

- 100 g de beurre très mou
- 75 g de comté râpé
- 75 g de parmesan râpé
- 150 g de farine de lupin

Préchauffer le four à 180 °C.

Dans la cuve d'un robot pâtissier, battre tous les ingrédients ensemble jusqu'à l'obtention d'une pâte bien homogène. Ajouter un filet d'eau si la pâte est trop épaisse.

Étaler la pâte sur une épaisseur de 6 mm et découper les biscuits à l'aide d'un emporte-pièce ou d'un couteau.

Déposer les biscuits sur une plaque recouverte de papier cuisson.

Enfourner pour une quinzaine de minutes.

Virgin mojito

Pour 2 mojitos
Préparation 5 min

Ingrédients

- 2 citrons verts
- 10 feuilles de menthe
- 2 c. à s. d'érythritol
- 50 cl de Schweppes Lemon zéro

Couper les extrémités du citron puis le couper en 12 parties égales.

Placer 6 morceaux de citron vert par verre avec 1 c. à s. d'érythritol et 5 feuilles de menthe.

À l'aide d'un pilon, écraser les citrons et les feuilles de menthe afin d'extraire les arômes. Ajouter 25 cl de Schweppes et des glaçons.

Servir bien frais.

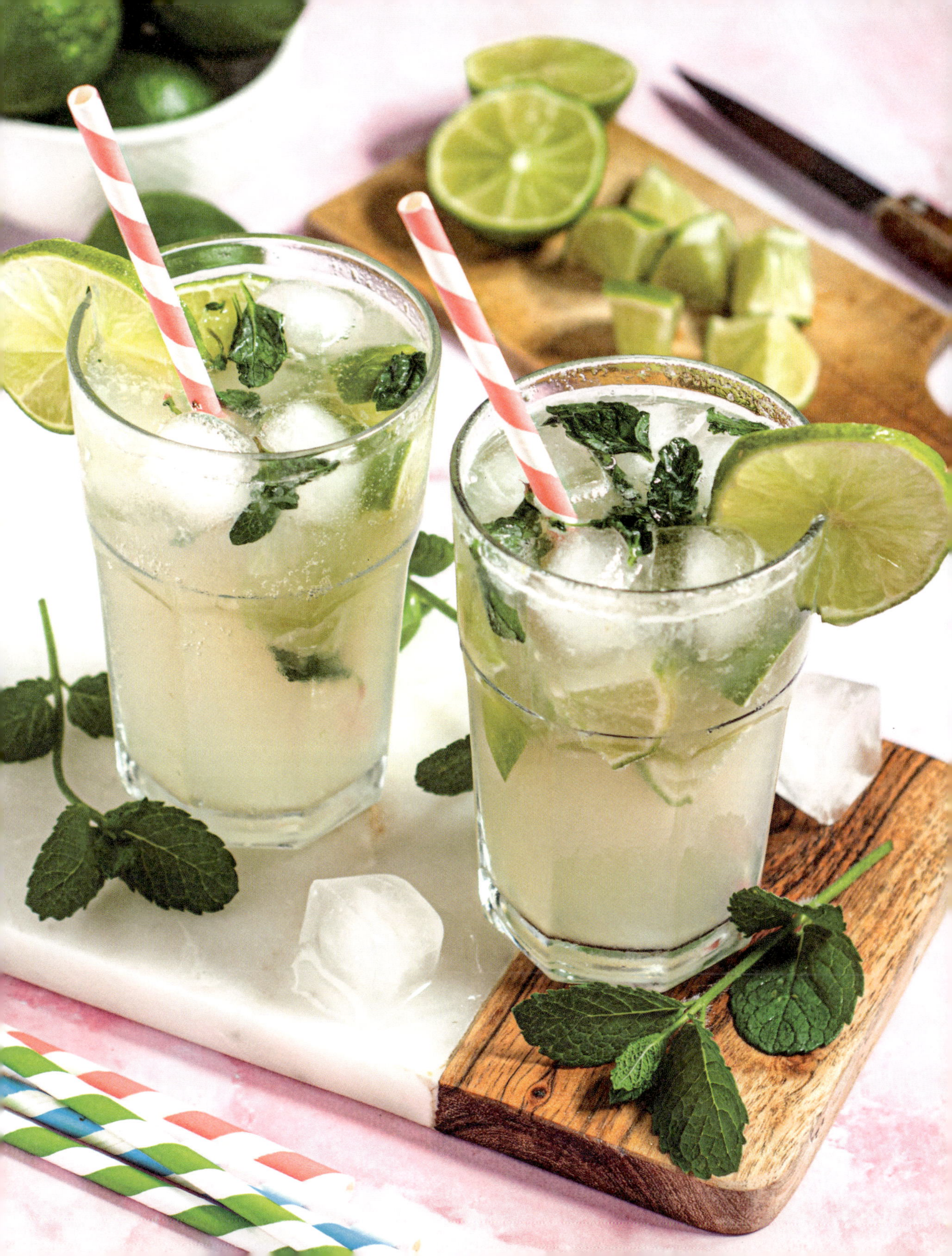

I am HUNGRY

Let's cook !

Entrées et plats

Chakchouka *nature*

Pour 6 portions
Préparation 15 min
Cuisson 40 min

Ingrédients

- 3 poivrons rouges
- 3 poivrons jaunes
- 3 poivrons verts
- 6 tomates mûres
- 90 ml d'huile d'olive
- 4 œufs
- 2 oignons
- 1 gousse d'ail
- 1 c. à c. de sel
- 1 c. à c. de poivre
- 1 c. à c. de paprika
- 1 c. à c. de cumin
- 1 c. à c. de curcuma
- 1 c. à c. de ras el-hanout
- 1 pincée de piment d'Espelette
- 1 botte de persil frais
- 1 botte de coriandre

Préchauffer le four à 180 °C.

Faire cuire les poivrons au four pendant 20 minutes. Retirer la peau des poivrons et les épépiner.

Verser de l'huile d'olive dans une poêle, et faire revenir l'ail et les oignons. Une fois qu'ils sont dorés, ajouter les poivrons coupés en lamelles ainsi que les tomates coupées en morceaux.

Assaisonner d'épices et laisser mijoter 20 minutes.

Casser les œufs sur les légumes, laisser cuire quelques minutes et c'est prêt !

Saupoudrer de coriandre et de persil fraichement ciselés.

Mon astuce en + **N'hésitez pas à rajouter une noisette de beurre pour éviter que l'huile ne brûle.**

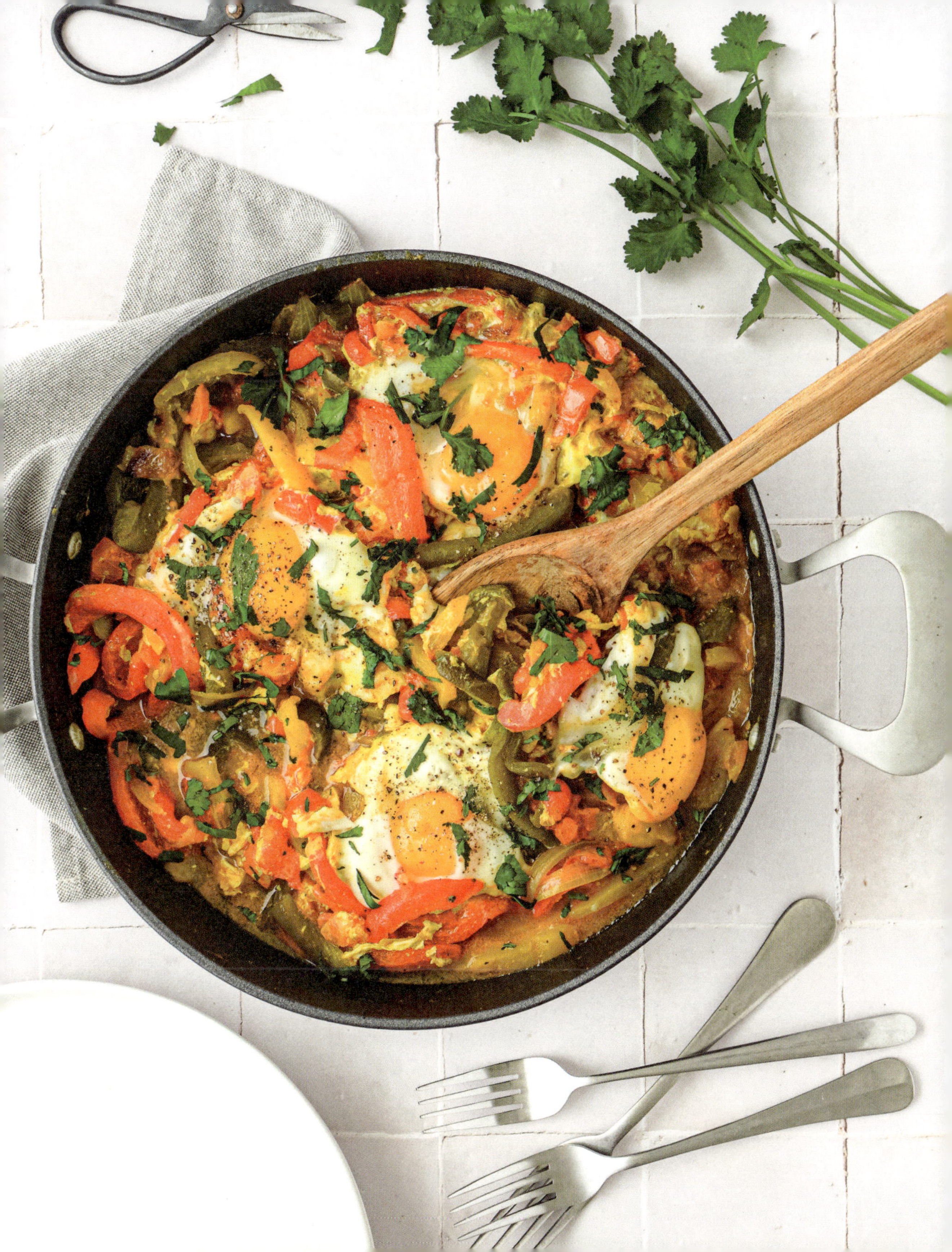

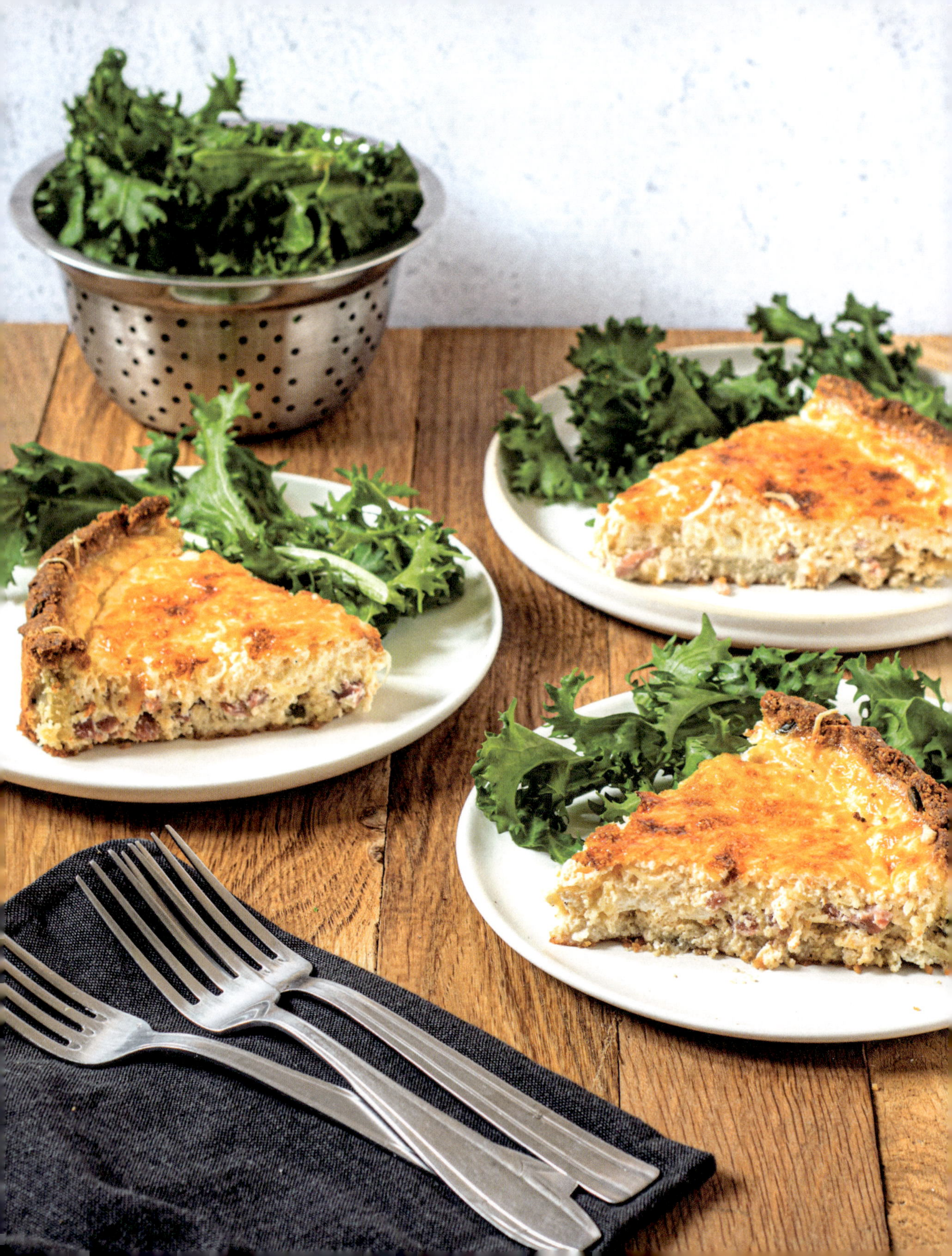

Ma kéto-quiche
lardons-fromage

Pour 4 portions
Préparation 10 min
Cuisson 35 min

Ingrédients

- 5 œufs
- 150 g de lardons
- 2 c. à s. de lait végétal
- 2 c. à s. d'huile d'olive
- 2 c. à s. de crème de coco
- 50 g de cheddar
- 50 g de fromage de chèvre émietté
- 2 c. à s. de persil
- ½ c. à c. de sel
- ½ c. à c. de poivre
- 1 poignée d'olives noires

Préchauffer le four à 180 °C.

Si les lardons ne sont pas précuits, les faire revenir dans une poêle pendant quelques minutes.

Dans un récipient, battre tous les ingrédients ensemble.

Verser l'appareil dans un moule à tarte et faire cuire 35 minutes.

Servir avec quelques feuilles de salade.

Pizza Queen Ca

Pour 6 à 8 portions
Préparation 20 min
Cuisson 30 min

Ingrédients

- 1 chou-fleur
- 200 g de mozzarella
- 100 g de gruyère râpé
- 3 œufs
- 1 poignée de basilic
- 1 c. à c. de sel
- 1 c. à c. de poivre
- 1 c. à s. d'huile d'olive
- 2 c. à s. de coulis de tomate
- 4 tranches de jambon de dinde ou de poulet
- 1 c. à c. d'origan
- Quelques champignons
- Quelques tomates cerises
- Quelques olives noires
- Quelques pousses d'épinards

Préchauffer le four à 180 °C.

Laver, égoutter et mixer finement le chou. Verser cette préparation dans un torchon propre et retirer l'excédent d'eau.

Dans une poêle, faire suer le chou-fleur mixé afin de retirer l'eau.

Dans un récipient, battre 2 œufs, ajouter les fromages, assaisonner, puis ajouter le chou-fleur. Bien malaxer jusqu'à obtention d'une pâte.

Sur une plaque de papier cuisson, étaler la pâte en prenant soin de bien épaissir les bords. Réaliser la forme de votre choix.

Précuire la pâte pendant 15 minutes.

Ajouter ensuite la garniture : étaler le coulis de tomate puis disposer les tranches de jambon, les champignons, les tomates cerises, les olives noires et les pousses d'épinards. Terminer par casser un œuf au centre. Saler, poivrer et parsemer d'origan.

Enfourner à nouveau 15 minutes puis ajouter à la sortie du four quelques feuilles de basilic et un filet d'huile d'olive.

Mon astuce en + **Il est important de mixer le chou-fleur et de le déposer ensuite dans un torchon pour l'essorer afin d'en retirer le plus d'eau possible. Vous pouvez aussi réaliser la pâte de cette pizza sans chou-fleur, en utilisant des farines kéto adaptées.**

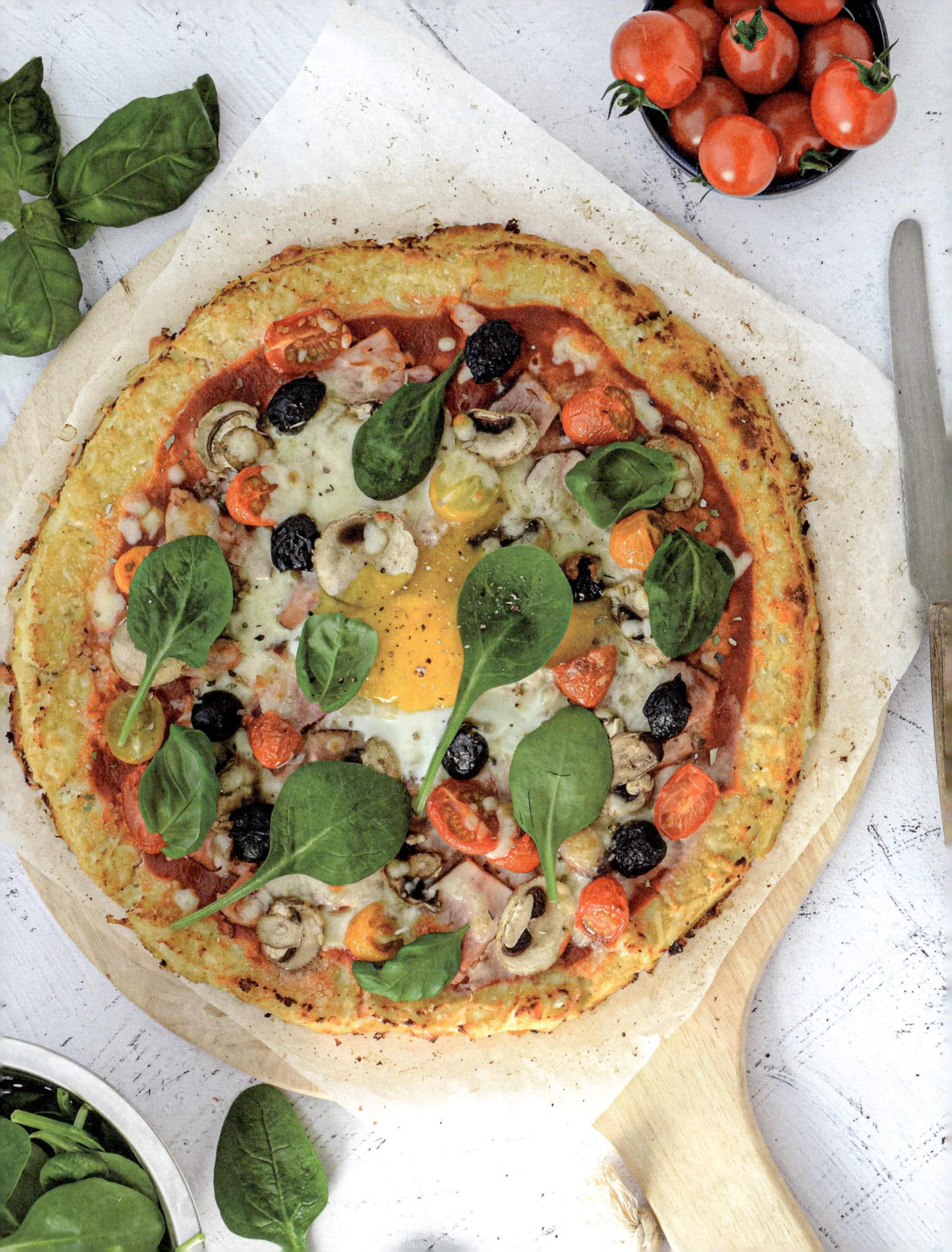

Aubergines à l'italienne

Pour 4 portions
Préparation 15 min
Cuisson 30 min

Ingrédients

- 4 aubergines
- 1 c. à c. de sel
- 1 c. à c. de poivre
- 1 c. à c. de basilic séché
- 1 c. à c. d'origan séché
- 1 gousse d'ail
- 3 c. à s. d'huile d'olive
- 1 bouquet de basilic frais
- 500 g de copeaux de parmesan
- 1 barquette de tomates cerises (200 g)
- 2 boules de mozzarella

Préchauffer le four à 180 °C.

Couper les aubergines en tranches assez fines dans le sens de la longueur et les assaisonner avec le mélange suivant : sel, poivre, basilic séché, origan séché et ail écrasé. Badigeonnez d'huile d'olive.

Déposer sur une feuille de papier cuisson et cuire durant 30 minutes.

Parsemer de copeaux de parmesan, basilic frais, tomates cerises et arroser d'un filet d'huile d'olive.

Mon astuce en + **Faire tremper dans un saladier d'eau salée les aubergines coupées en lamelles pendant une heure. Cela permettra à l'aubergine de ne pas trop absorber d'huile d'olive.**

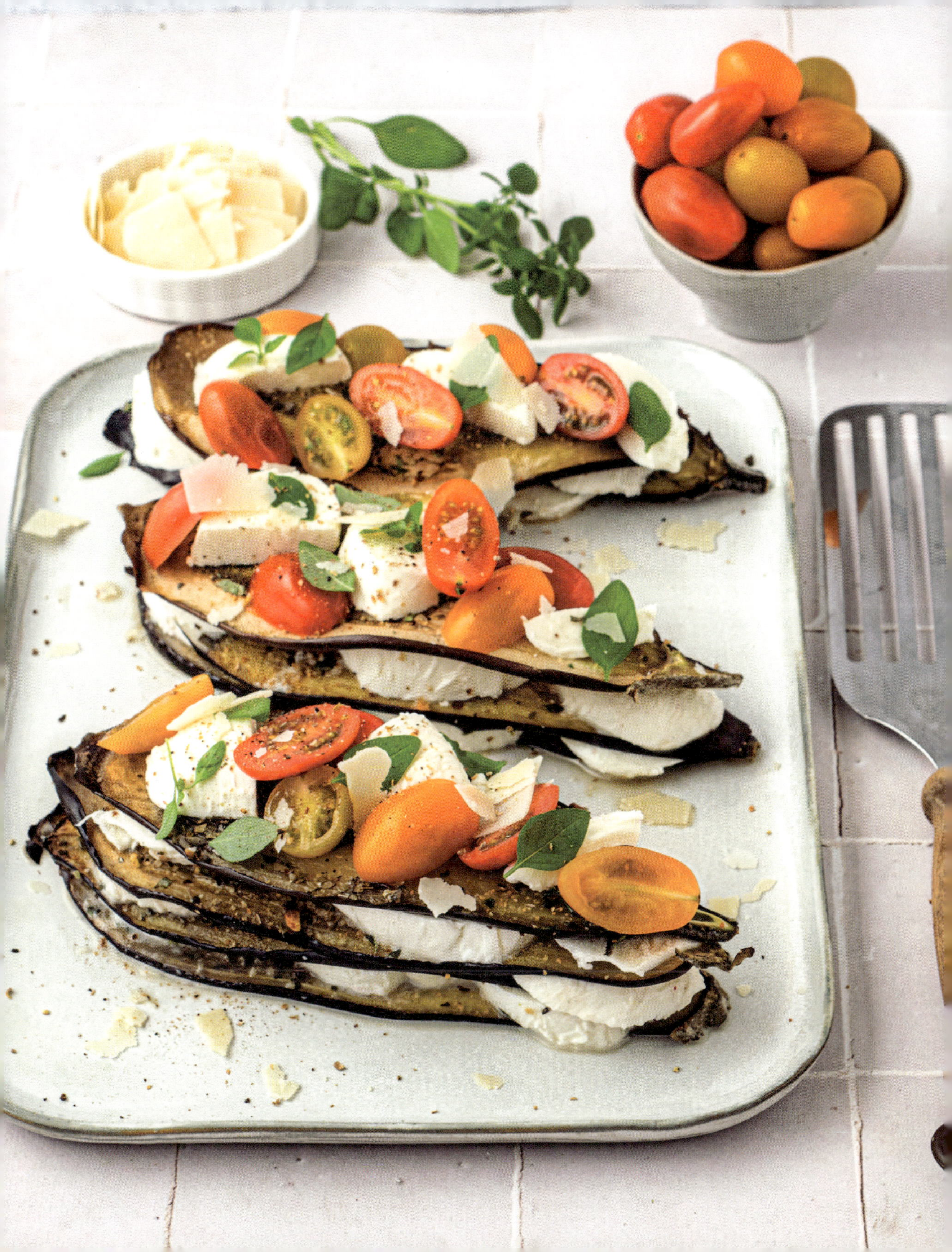

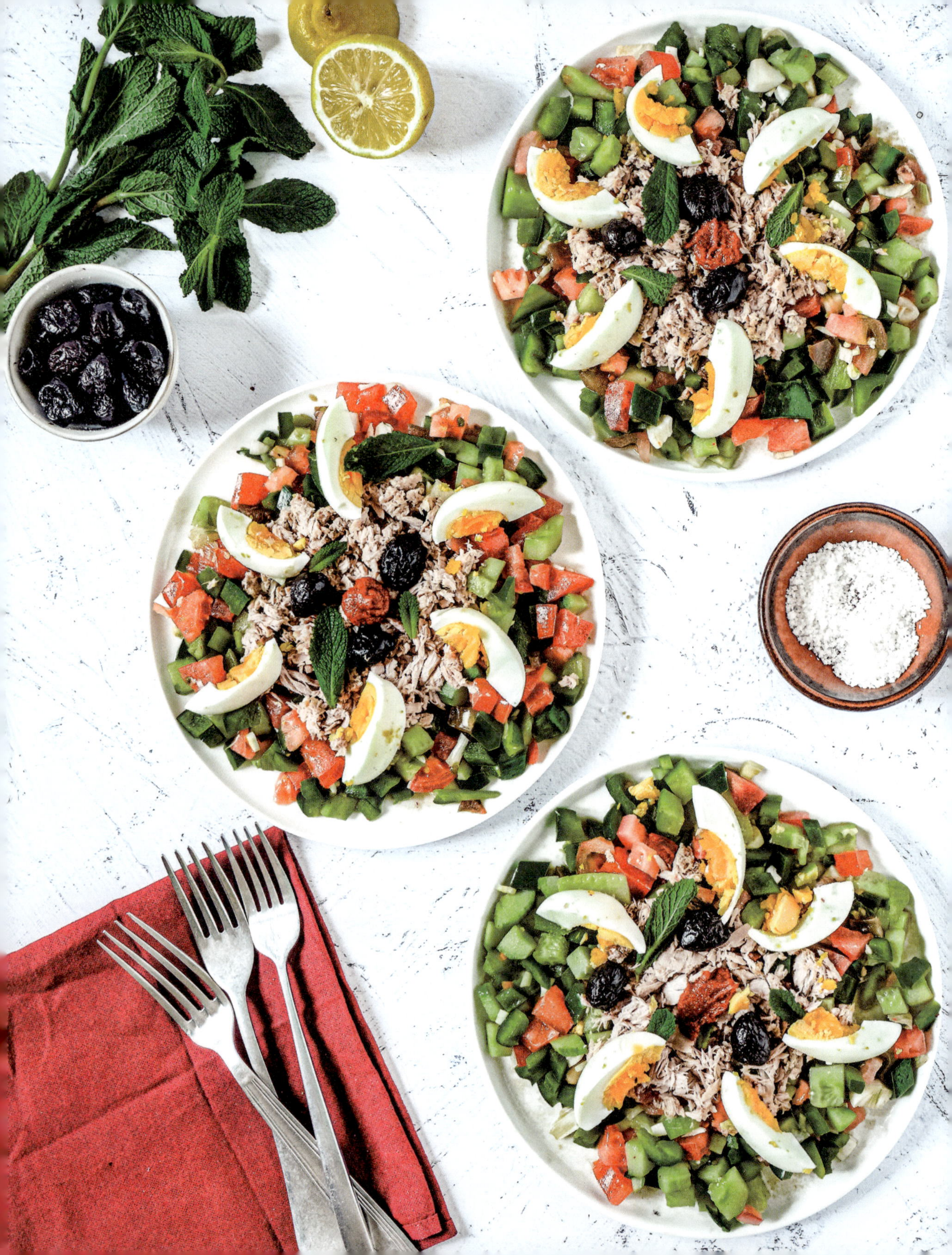

Salade tunisienne

Pour 6 portions
Préparation 20 min

Ingrédients

- 4 tomates bien fermes
- 1 concombre
- 2 poivrons verts
- 2 oignons frais
- 2 boîtes de thon
- 6 œufs durs
- 3 c. à s. d'huile d'olive bien généreuses
- 1 c. à s. de vinaigre au choix (préférence : vinaigre de cidre)
- 1 poignée d'olives noires
- ½ citron
- 1 c. à c. de sel
- 1 c. à c. de poivre

Dans un saladier, laver les légumes et les couper en petits dés.

Réaliser une vinaigrette avec l'huile d'olive, le vinaigre, le demi-citron, le sel et le poivre.

Composer l'assiette en déposant les crudités, puis en les agrémentant avec le thon émietté au centre, les œufs durs coupés en quartiers autour et quelques olives noires sur le dessus.

Mon astuce en +

Vous pouvez ajouter quelques feuilles de menthe pour plus de fraîcheur.

Salade de boeuf mariné

Pour 4 portions
Préparation 15 min
Cuisson 5 min

Ingrédients

- 500 g de bœuf émincé
- 1 concombre
- 3 sucrines
- 1 poivron rouge
- 1 chou blanc ou chou chinois
- 1 grosse poignée de pousses de soja
- 1 poignée de cacahuètes
- 1 cm de gingembre
- 1 botte de coriandre fraîche
- 1 bouquet de menthe fraîche
- 3 c. à s. de sauce nuoc-mâm
- 2 c. à s. d'huile de sésame
- 1 c. à s. de sauce soja
- 1 c. à c. d'érythritol roux (facultatif)

Pour la marinade

- 1 gousse d'ail
- 2 tiges de citronnelle
- 2 citrons verts

Dans une poêle préalablement enduite de la matière grasse de votre choix, faire saisir la viande quelques minutes et la laisser refroidir.

Préparer la marinade : à l'aide d'un presse-ail, écraser l'ail et la citronnelle. Prélever quelques zestes de citron. Récupérer le jus de la citronnelle et du citron et y ajouter l'ail et les zestes. Verser la marinade sur la viande.

Couper finement les sucrines, le chou, le concombre et le poivron rouge. Ciseler les herbes et concasser les cacahuètes.

Mélanger tous les légumes avec la viande et la marinade, parsemer des herbes et des cacahuètes et assaisonner avec l'huile de sésame, la sauce soja, le nuoc-mâm.

Ajouter le gingembre râpé, les pousses de soja et éventuellement l'érythritol roux.

C'est prêt !

Mon astuce en + **Prélever 4 grandes feuilles de chou blanc qui feront office de bols dans lesquels vous présenterez la salade de bœuf.**

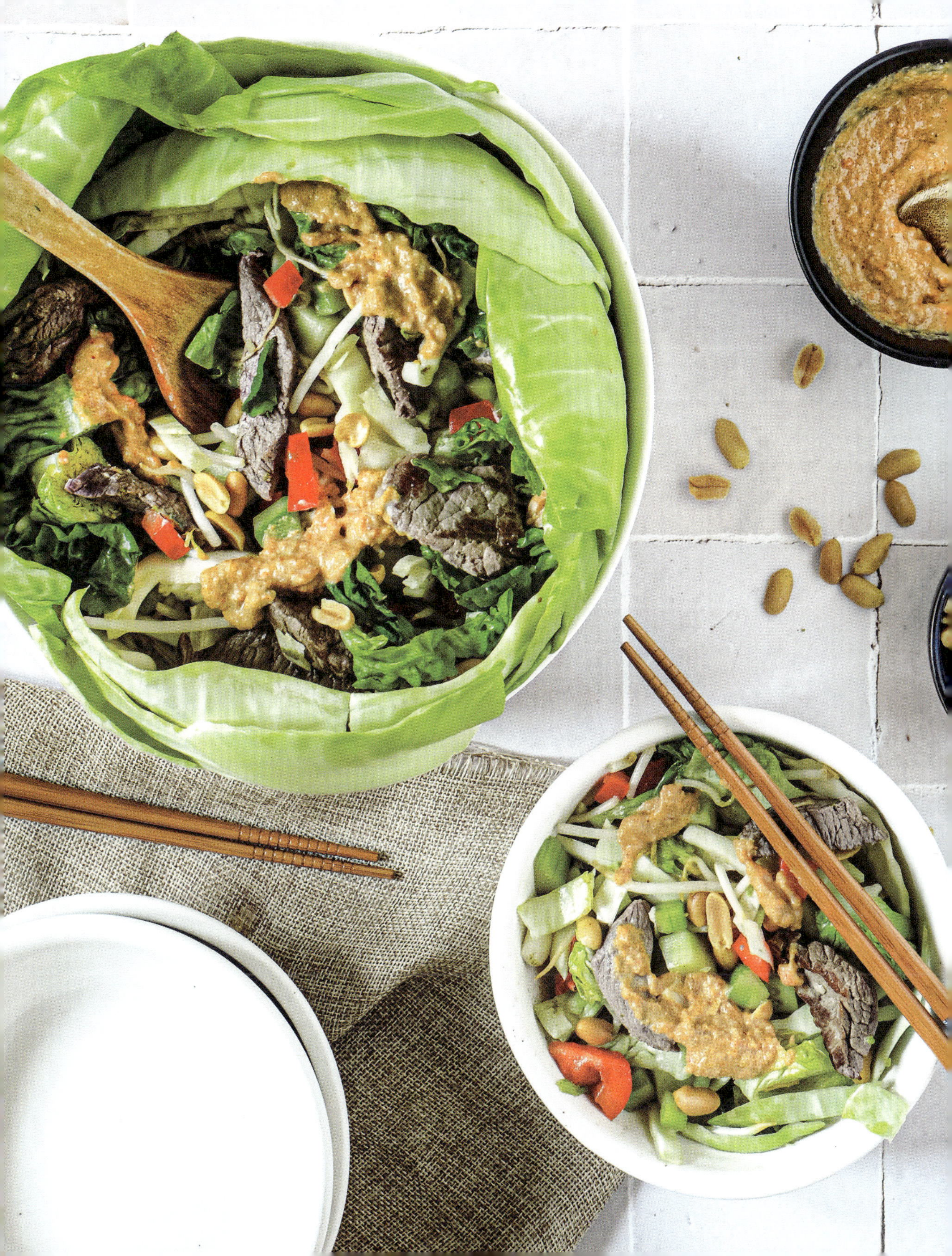

Salade *lyonnaise*

Pour 6 portions
Préparation 10 min
Cuisson 5 min

Ingrédients

- 1 salade frisée
- 600 g de lardons
- 6 œufs
- 300 g de fromage de type gouda ou cheddar
- Huile d'olive
- Vinaigre de cidre
- 1 c. à c. de moutarde
- 1 gousse d'ail
- Sel, poivre

Couper le fromage en petits cubes.

Faire revenir les lardons pour qu'ils soient dorés.

Dans un volume d'eau bouillante, faire cuire les œufs pendant 5 minutes afin qu'ils soient mollets.

Réaliser une vinaigrette avec l'huile, le vinaigre, la moutarde, l'ail, le sel et le poivre.

Dans un plat, déposer la salade, les œufs mollets, les lardons et le fromage et arroser de vinaigrette.

Mon astuce en + **Faire cuire au four quelques morceaux de fromage coupés finement afin d'obtenir des chips de fromage pour agrémenter l'assiette. Pour cela, étaler les morceaux de fromage de 2 mm d'épaisseur sur une feuille de papier cuisson déposée sur la grille du four et enfourner 5 à 7 min à 200 °C.**

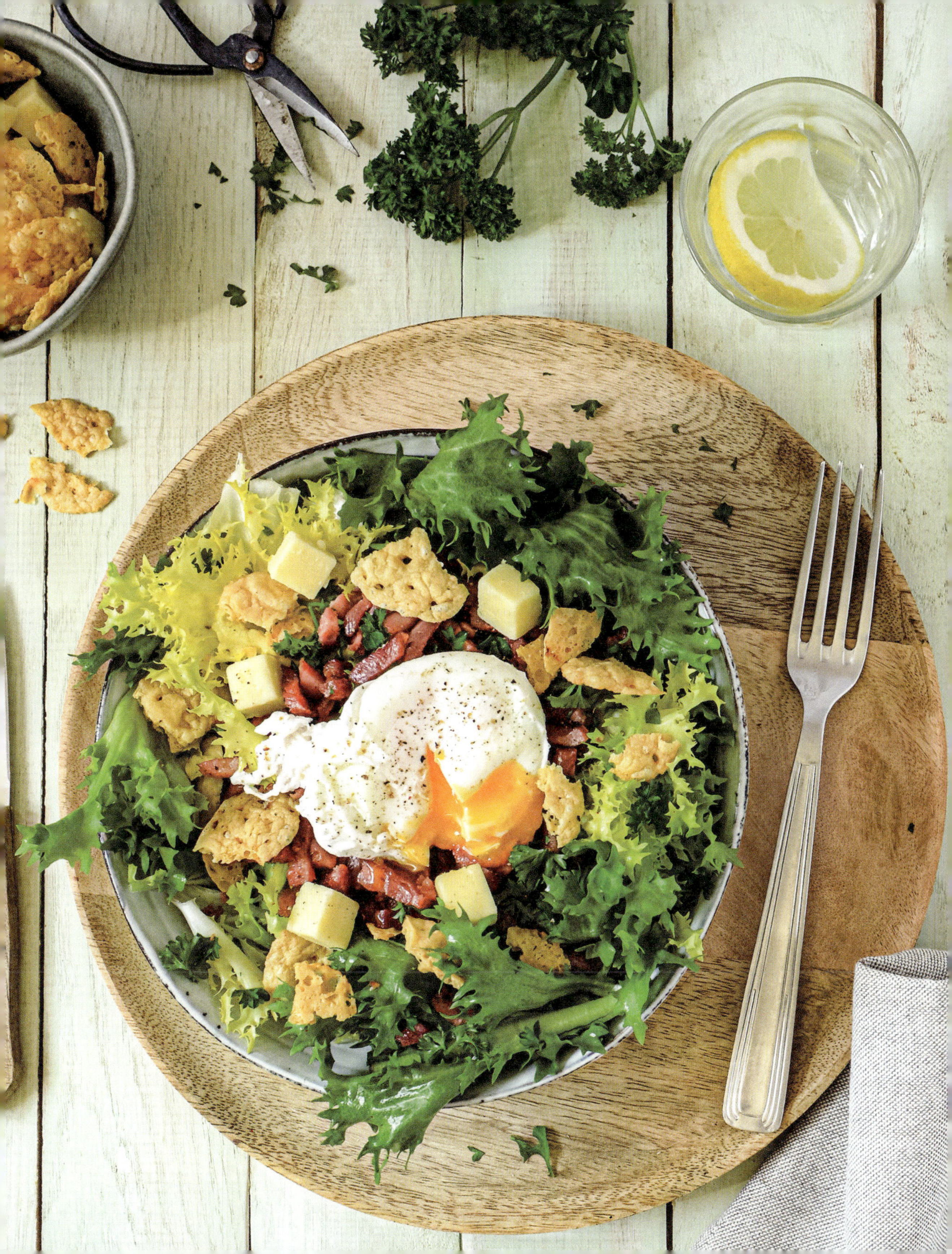

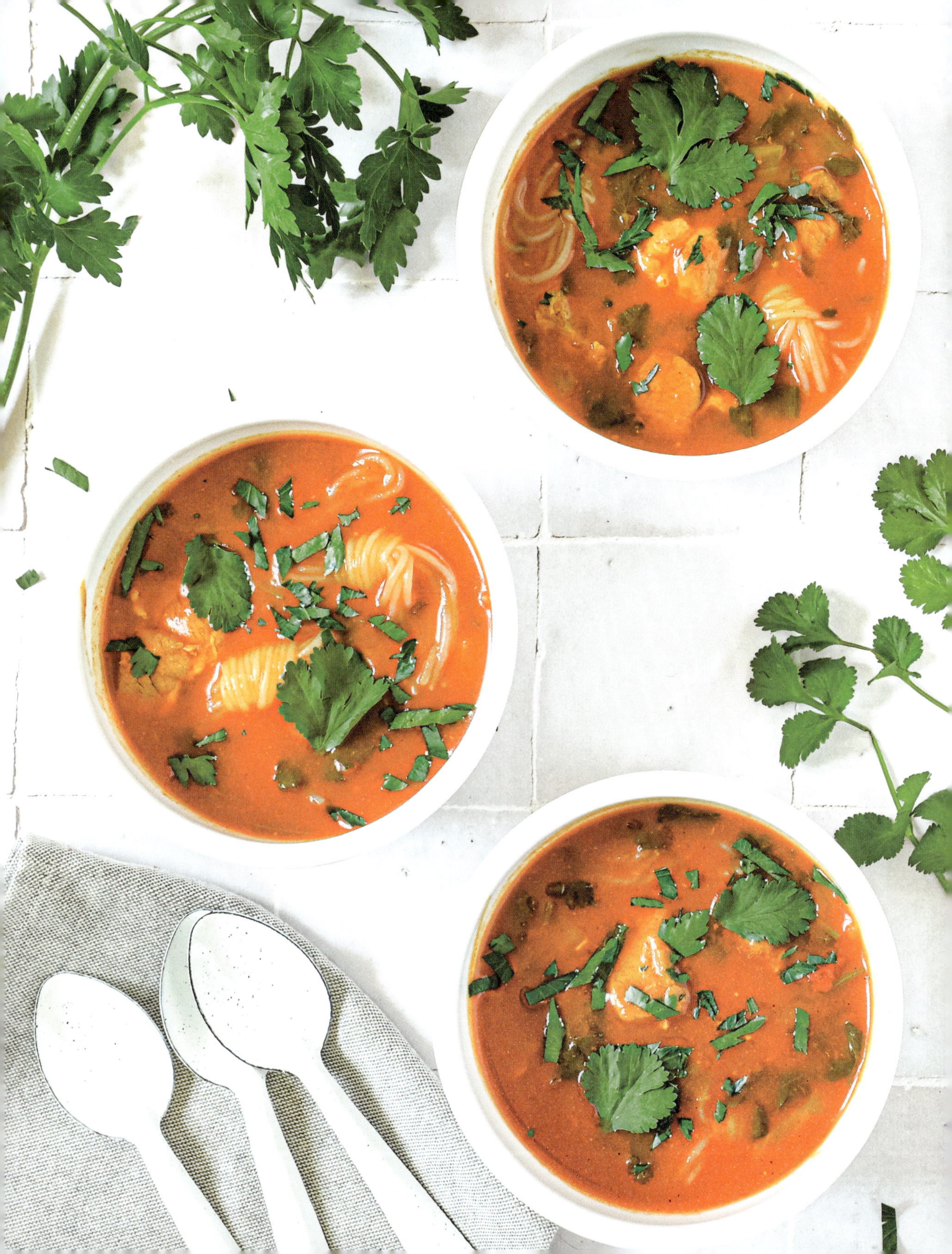

Harira *kéto*

Pour 6 portions
Préparation 20 min
Cuisson 1 h

Ingrédients

• 300 g de viande d'agneau coupée en dés • 1 gros oignon • 4 grosses tomates mûres • 1 c. à c. de curcuma • 1 c. à c. de carvi moulu (facultatif) • 1 c. à c. de ras el-hanout • 1 bâtonnet de cannelle • 1 c. à c. de gingembre • 1 c. à c. de piment doux • 150 g de concentré de tomates • 50 g de vermicelles de konjac • 2 c. à s. de graines de chia • 2 c. à s. de psyllium • 1 bouquet de coriandre • 1 bouquet de persil • 1 branche de céleri avec les feuilles • Sel et poivre • 1 c. à s. d'huile de coco • 1 c. à s. d'huile d'olive • 1 c. à s. de beurre ghee (Bio Planète)

Dans une cocotte, faire fondre le ghee avec les huiles. Ajouter les morceaux de viande, les saisir rapidement puis ajouter l'oignon râpé et les tomates réduites en purée, mélanger le tout puis ajouter les épices et la moitié du concentré du tomate.

Mouiller le tout avec 2 litres et demi d'eau.

Fermer la cocotte-minute en mettant en marche la soupape, quand la soupape commence à siffler, baisser le feu (à feu moyen) puis compter 40 à 45 minutes de cuisson environ.

Pendant ce temps, préparer le liant en mettant dans le blender les graines de chia et le psyllium avec l'eau. Mixer puis ajouter le reste du concentré de tomates, la moitié de la coriandre et le persil continuer à mixer jusqu'à obtenir un mélange lisse et homogène qui servira à donner de l'onctuosité à la harira.

Une fois la viande cuite, introduire progressivement le liant à la soupe en remuant sans arrêt sur feu très doux. La consistance doit être onctueuse mais légère, ne pas utiliser tout le liant si ce n'est pas nécessaire sinon cela s'épaissirait trop.

Introduire ensuite les vermicelles après avoir porté à ébullition sans oublier de remuer.

Saupoudrer du reste de feuilles de coriandre et les feuilles de céleri ciselés.

Assaisonner de sel et de poivre puis continuer à mélanger durant 5 à 10 minutes sur feu doux jusqu'à ce que l'écume formée par le liant disparaisse.

Pour 6-8 portions
Préparation 15 min
Cuisson 30 min

Tarte *du soleil*

Ingrédients

- 100 g de fromage de chèvre
- 1 courgette
- 200 g de tomates cerises
- 1 poivron jaune
- Quelques feuilles de basilic
- 1 c. à s. d'huile d'olive
- 1 jaune d'œuf
- 1 c. à s. de lait
- 1 c. à c. de sel
- 1 c. à c. de poivre
- 1 c. à c. d'origan séché

Préchauffer le four à 180 °C.

Couper le fromage et les légumes en petits morceaux.

Mixer les autres ingrédients ensemble, ajouter les légumes et le fromage et verser dans un moule à tarte préalablement beurré. Enfourner pendant 30 minutes.

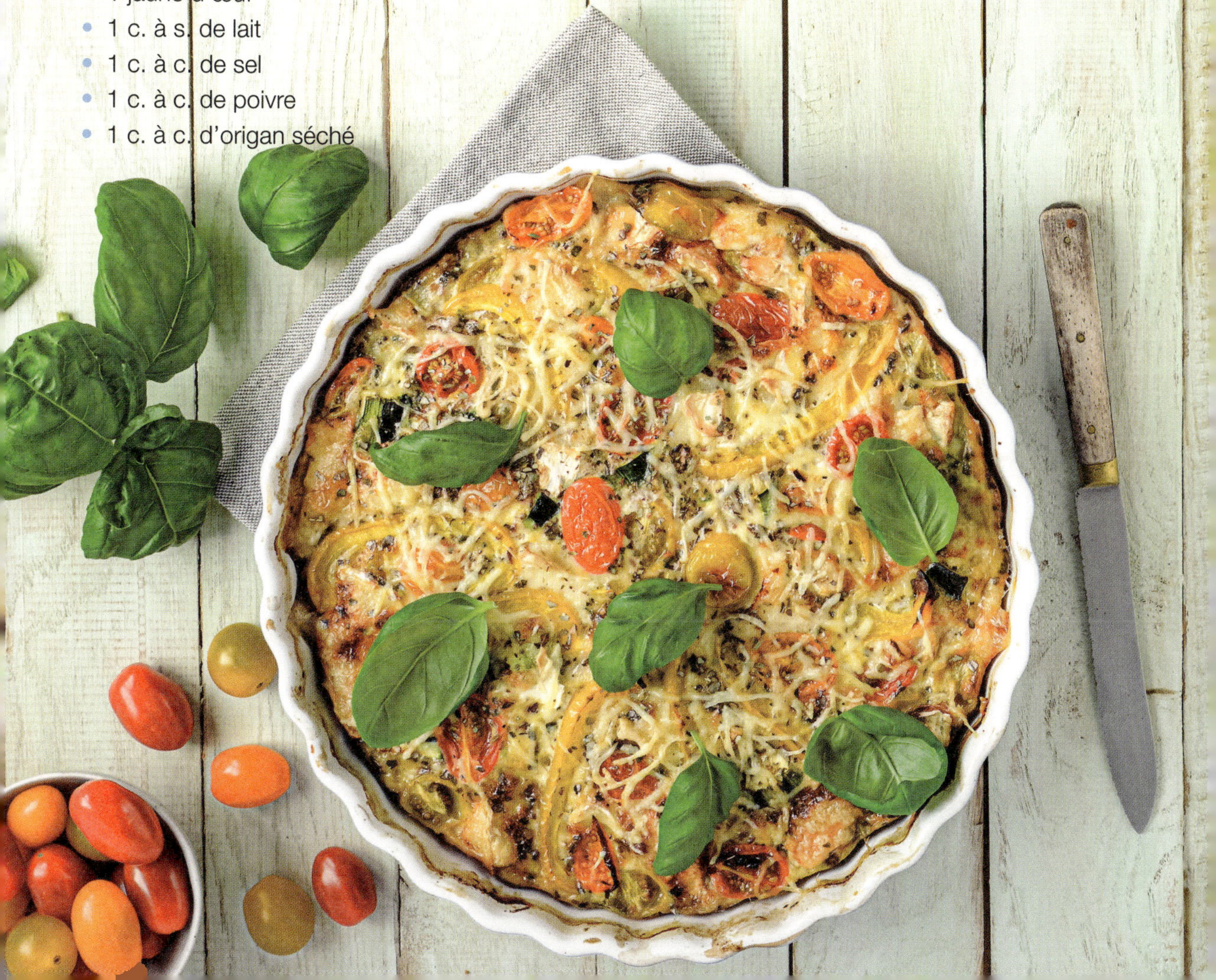

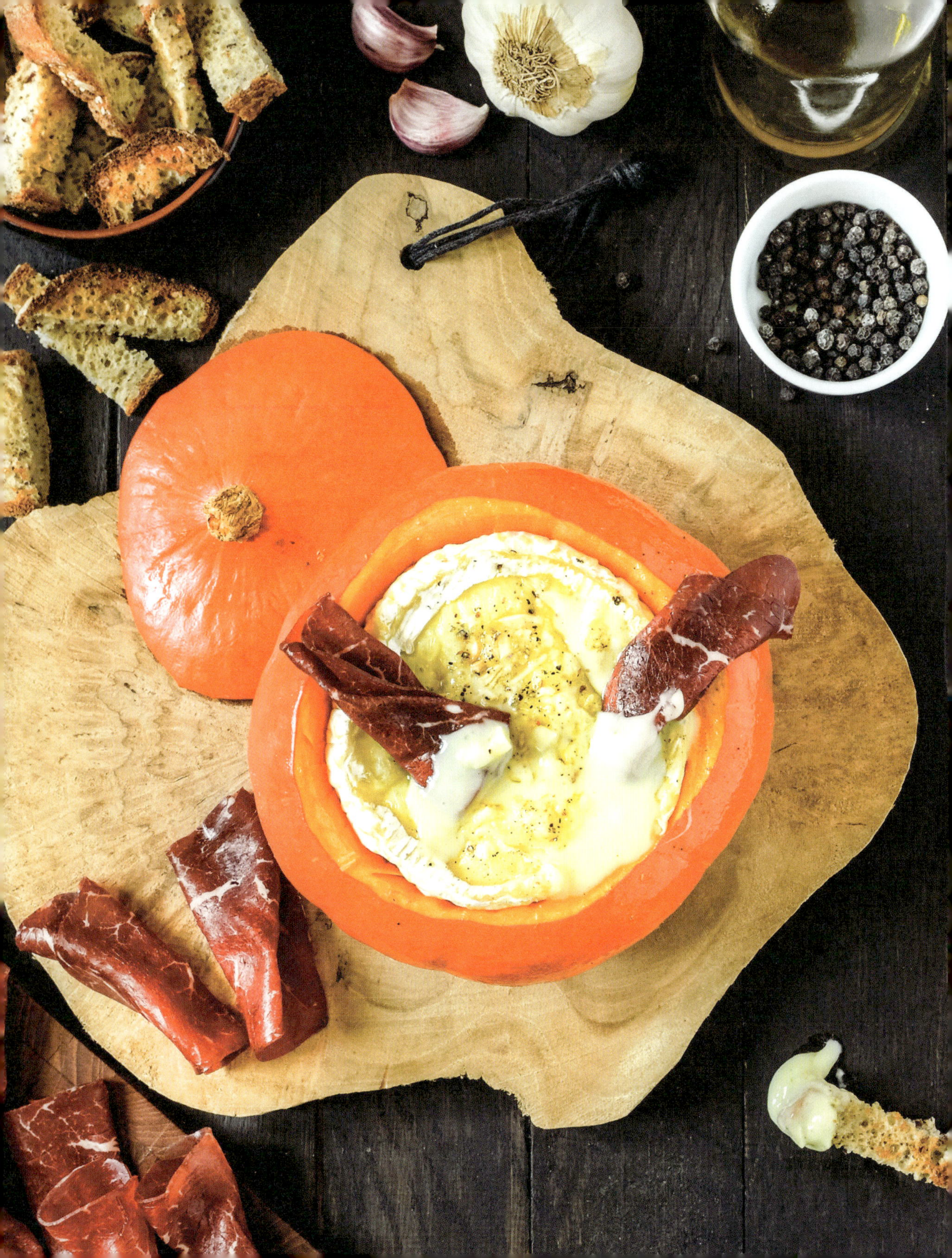

La fondue *d'Halloween*

Pour 4 à 6 portions
Préparation 10 min
Cuisson 40 min

Ingrédients

- 1 potimarron
- 1 camembert
- 2 c. à s. d'huile d'olive
- 1 c. à c. de sel
- 1 c. à c. de poivre
- 1 gousse d'ail
- 6 tranches de charcuterie au choix (viande de Grisons, bœuf séché…)

Préchauffer le four à 180 °C.

Laver le potimarron et découper un chapeau puis évider le potimarron de ses graines. Farcir avec le camembert et les tranches de charcuterie, badigeonner d'huile d'olive et assaisonner avec le sel, le poivre et l'ail émincé.

Faire cuire pendant 40 minutes.

Mon astuce en + **N'hésitez pas à faire la recette du pain kéto (voir page 94) pour faire des mouillettes. Ce plat automnal sera idéal à partager avec vos enfants à l'occasion d'Halloween.**

Tajine *oriental*

Pour 4 portions
Préparation 15 min
Cuisson 1 h

Ingrédients

- 1 poulet entier coupé en morceaux ou 4 cuisses de poulet
- 2 oignons
- 1 citron jaune confit
- 2 choux-raves ou 2 gros navets
- 400 g d'olives vertes dénoyautées
- Quelques branches de persil
- 1 bouquet de coriandre
- 3 c. à s. d'huile d'argan ou d'huile d'olive
- 1 c. à c. de cumin
- 1 c. à c. de curcuma
- 1 c. à c. de gingembre moulu
- 1 c. à c. de sel
- 1 c. à c. de poivre
- 50 cl d'eau

Dans un faitout, verser l'huile et faire revenir les oignons jusqu'à caramélisation, saler et poivrer. Ajouter le cumin, le curcuma, le gingembre puis ciseler la coriandre et le persil. Laisser revenir plusieurs minutes à feu moyen.

Enrober le poulet avec le mélange et laisser dorer dix minutes en le retournant régulièrement. Rincer et couper les navets ou les choux-raves et les ajouter dans le faitout puis ajouter le volume d'eau nécessaire pour recouvrir à niveau.

Laisser mijoter 40 minutes. Lorsque le poulet est cuit, ajouter les olives vertes rincées et dénoyautées et le citron confit et laisser mijoter à feu doux 10 minutes.

Mon astuce en +

Plus vous laissez mijoter, meilleur cela sera.

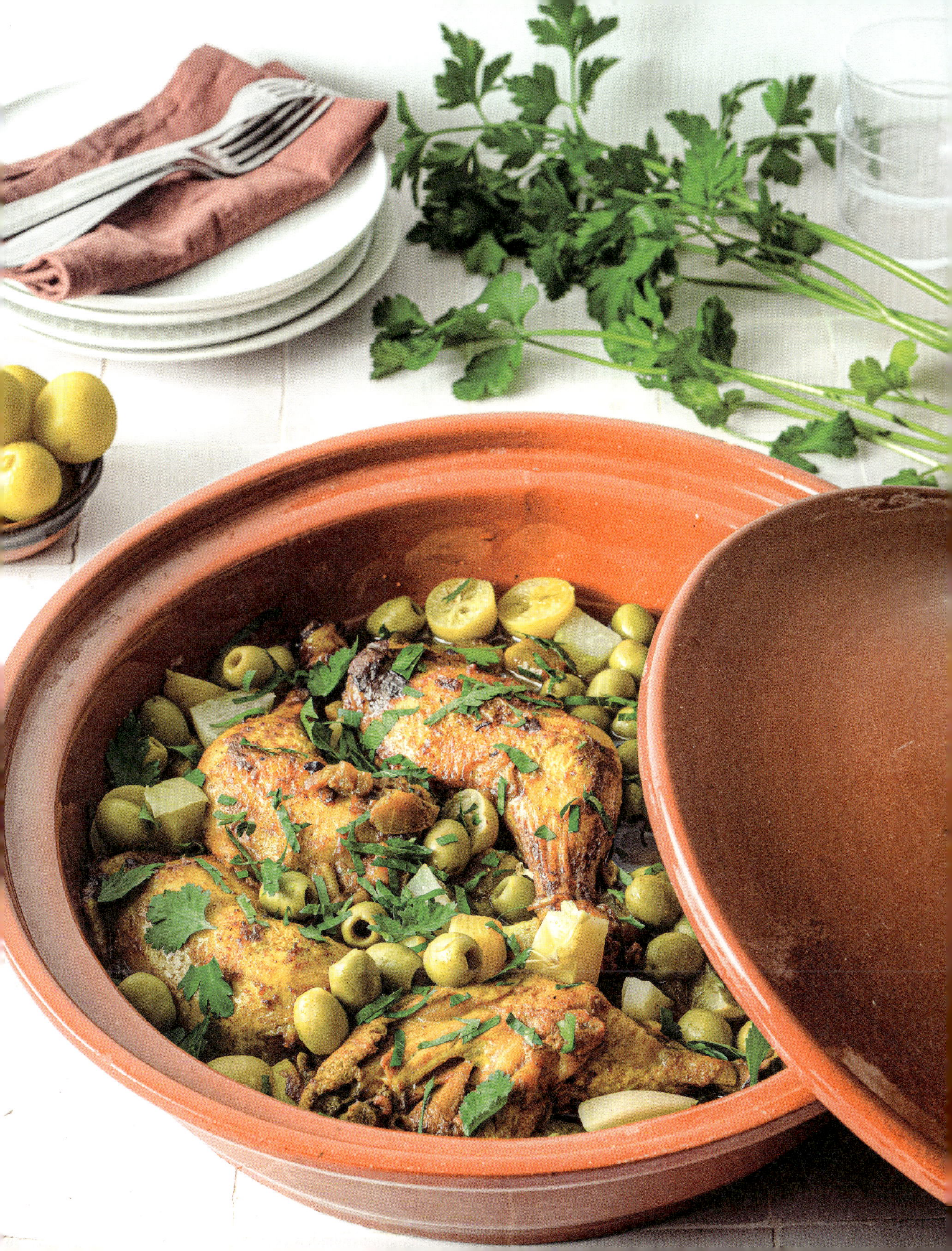

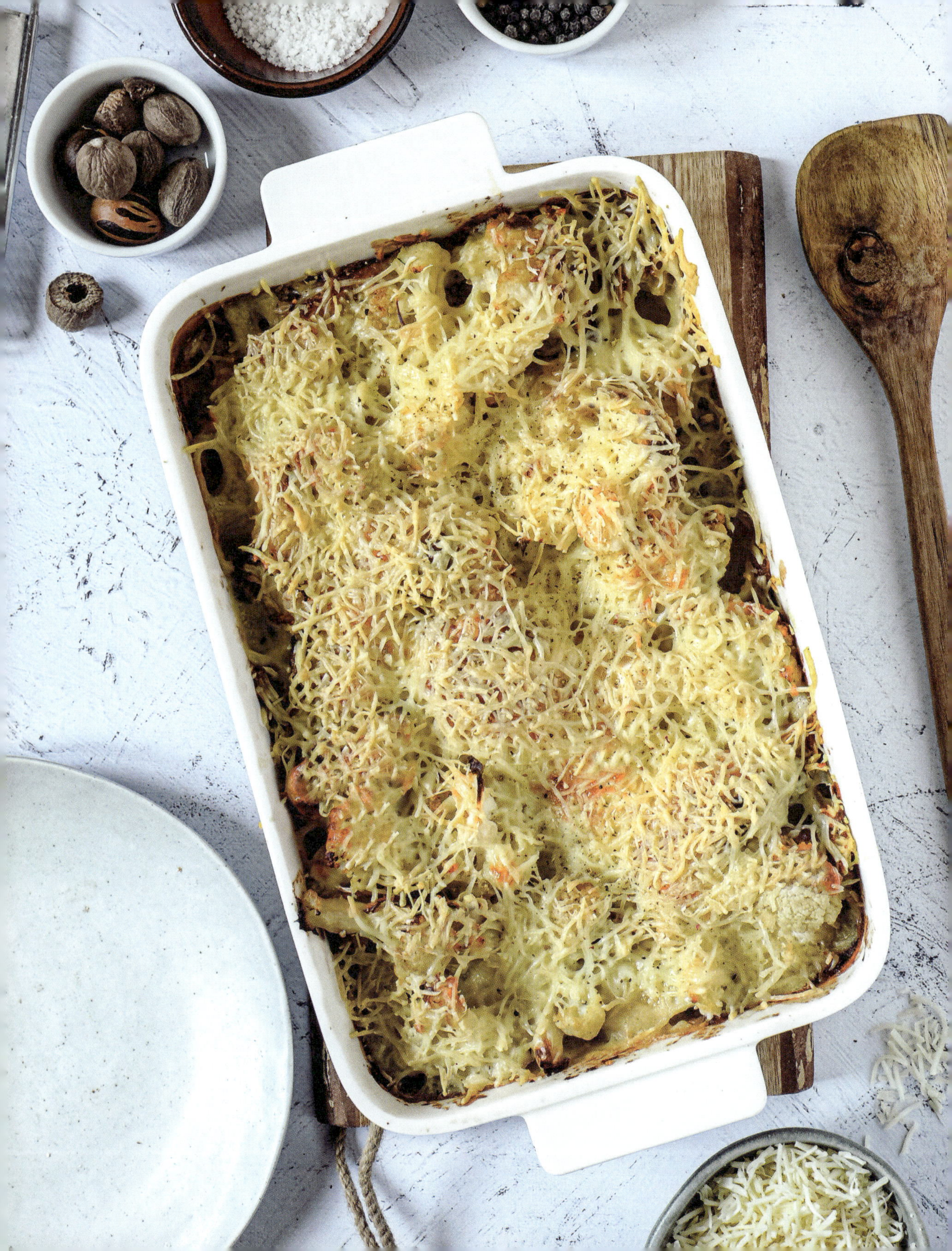

Gratin de chou-fleur au comté

Pour 4 portions
Préparation 20 min
Cuisson 40 min

Ingrédients

- 1 chou-fleur
- 150 g de comté râpé
- 50 g de beurre fondu
- 50 cl de lait d'amande ou de soja
- 30 g de maïzena
- 2 pincées de muscade râpée
- 1 pincée de sel
- 1 gousse d'ail râpée

Rincer le chou-fleur puis le faire cuire à la vapeur. Réserver.

Préparer l'appareil à gratin en mélangeant le reste des ingrédients à l'exception du comté.

Préchauffer le four à 180 °C.

Dans un plat à gratin, disposer les fleurettes de chou-fleur et verser l'appareil dessus.

Parsemer de comté râpé et cuire 40 minutes.

Mon astuce en +

Réalisez un plat complet et réconfortant en y ajoutant des dés de jambon de dinde.

Nouilles coco-crevettes

Pour 4 portions
Préparation 10 min
Cuisson 20 min

Ingrédients

- 500 g de crevettes crues (fraîches ou surgelées)
- 800 g de nouilles de konjac
- 75 cl de lait de coco
- Zestes de citron vert
- 1 bouquet de coriandre
- 1 c. à c. de curry
- 1 c. à c. de gingembre
- 1 c. à s. de pâte de curry rouge (facultatif)
- 1 c. à c. de sel
- 1 c. à c. de poivre

Dans une poêle huilée, faire revenir les crevettes, saler, poivrer puis ajouter le lait de coco, la pâte de curry (facultatif) et les épices.

Laver et égoutter les nouilles de konjac puis les faire revenir rapidement dans une autre poêle pour retirer l'excédent d'eau. Égoutter et réserver.

Verser les nouilles dans la première poêle de crevettes en sauce et servir.

Décorer de quelques zestes de citron vert et de feuilles de coriandre.

Mon astuce en +

Vous pouvez parsemer votre assiette de quelques cacahuètes.

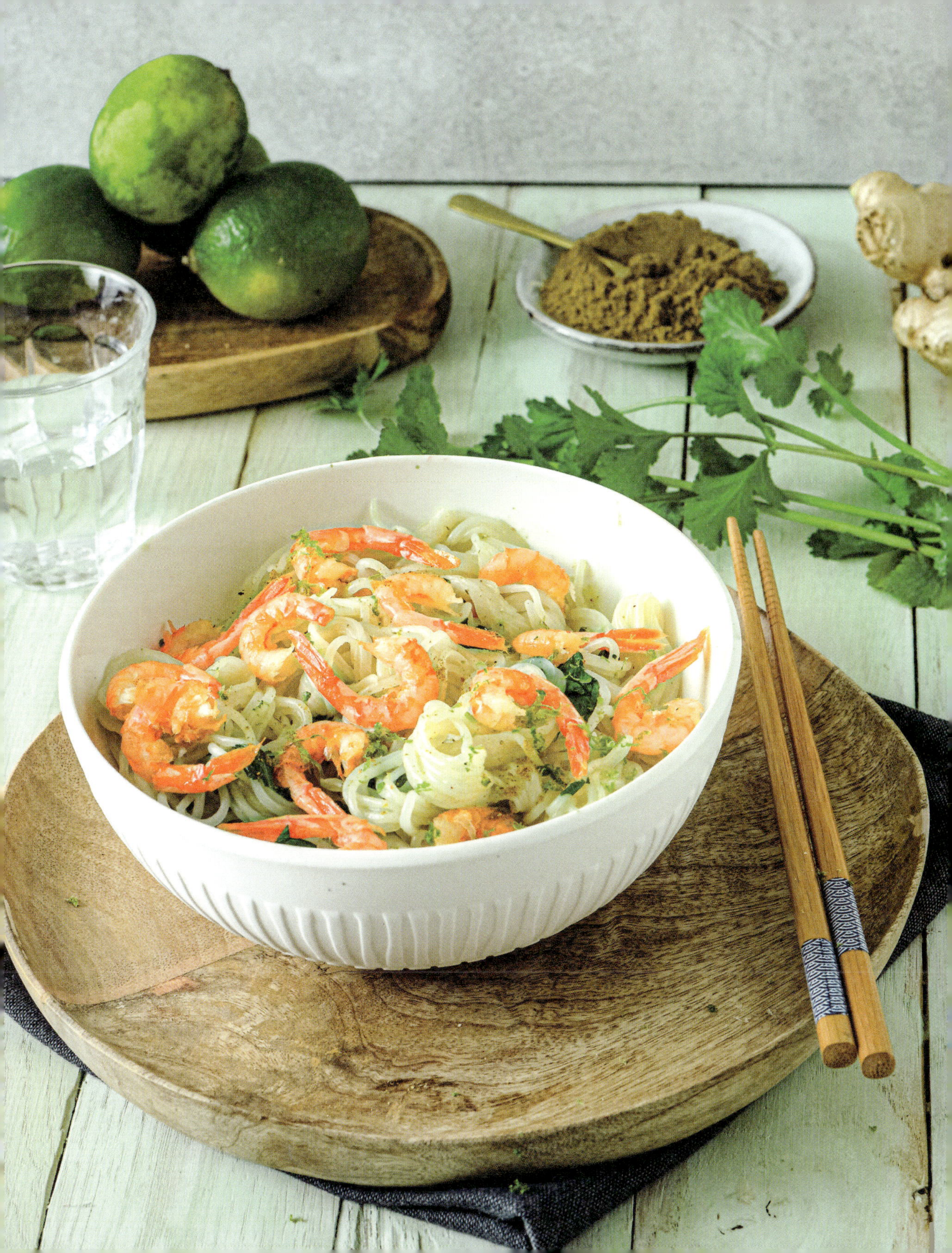

Tagliatelles végétales à la forestière

Pour 4 portions
Préparation 25 min
Cuisson 15 min

Ingrédients

- 4 courgettes
- 1 oignon
- 1 bouillon de légumes
- 200 g de copeaux de parmesan
- ½ bouquet de persil
- 1 bouquet de basilic
- 1 c. à c. de sel
- 1 c. à c. de poivre
- 250 g de tomates cerises
- 250 g de champignons
- 1 poivron jaune
- 3 c. à s. d'huile d'olive

Pour la sauce pesto

- 60 g de pignons de pin
- 2 c. à s. d'huile d'olive
- 1 c. à c. de sel
- 1 c. à c. de poivre
- 100 g de parmesan
- 120 g de basilic
- 5 gousses d'ail

Préparer le pesto : mixer le basilic, l'ail pillé et les pignons. Ajouter le parmesan râpé et l'huile d'olive et mixer encore quelques secondes. Saler, poivrer et réserver.

Laver les courgettes puis, à l'aide d'un économe ou d'un coupe-légumes, réaliser des tagliatelles dans le sens de la longueur.

Porter une casserole d'eau avec un bouillon de légumes à ébullition. Y plonger les tagliatelles quelques minutes et les égoutter.

Dans une sauteuse, verser l'huile d'olive et faire revenir l'oignon, le poivron et les champignons coupés en cubes. Assaisonner avec le sel et le poivre et ajouter le persil.

Ajouter les tagliatelles et laisser mijoter à feu doux dix minutes. En fin de cuisson ajouter les tomates cerises puis le basilic.

Parsemer de copeaux de parmesan.

Mon astuce en + **Cette recette de tagliatelles de courgette peut se décliner avec d'autres légumes, de la viande, de la sauce tomate, de la crème de coco...**

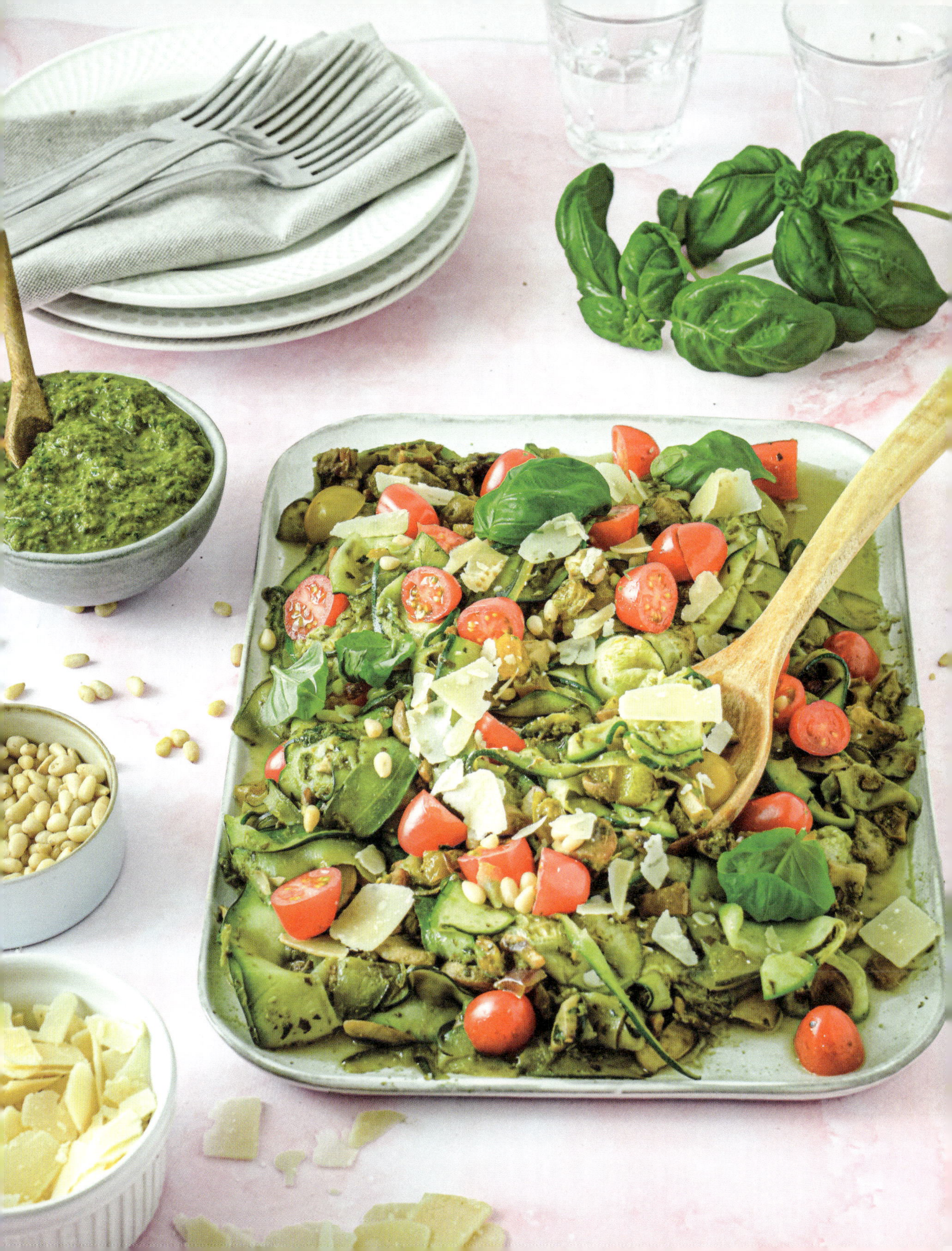

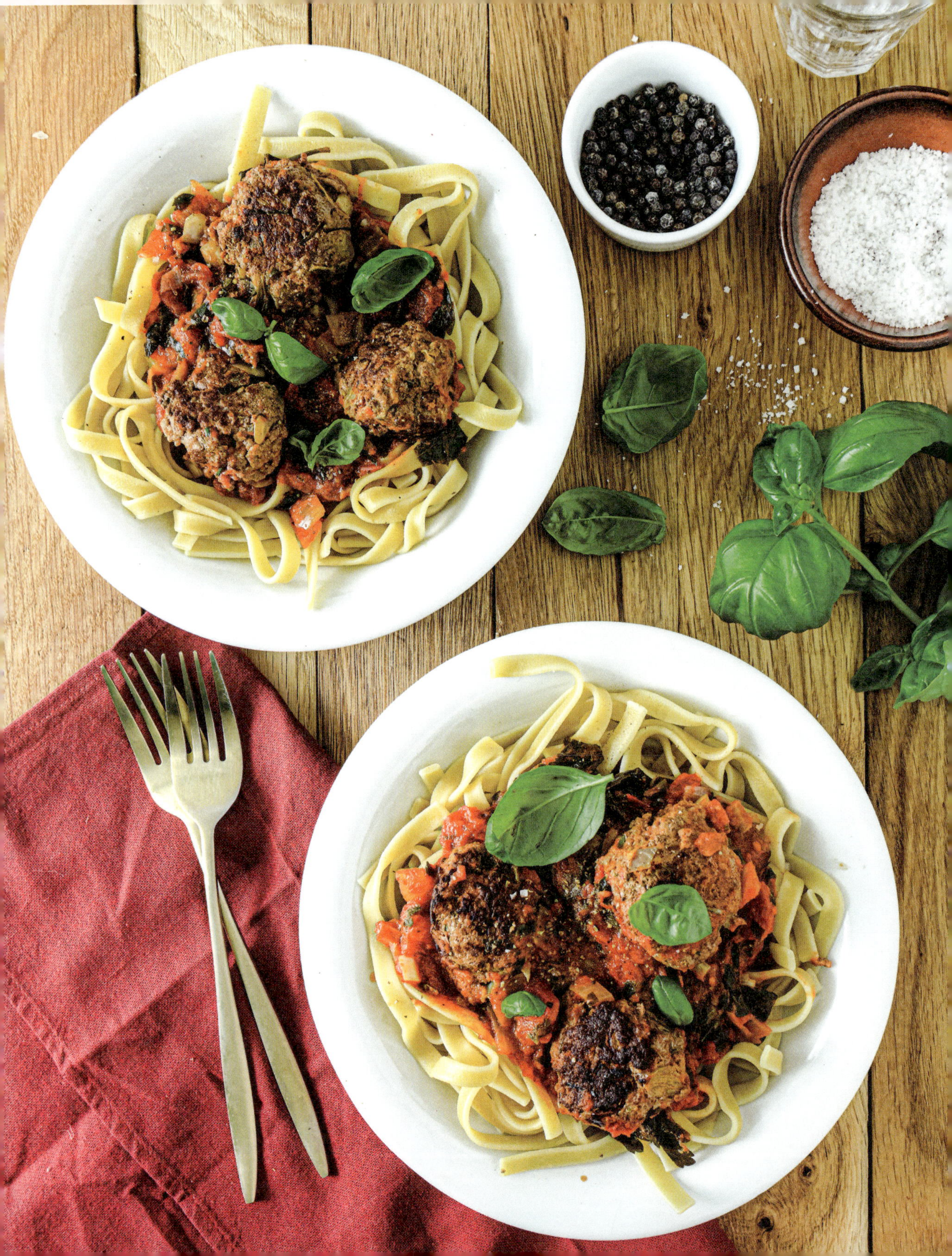

Pâtes
Bolo-keto

Pour 4 portions
Préparation 30 min
Cuisson 20 min

Ingrédients

- 1 boîte de tomates concassées
- 1 brique de coulis de tomate
- 1 gousse d'ail
- 2 oignons
- 1 pincée d'érythritol blanc
- 1 botte de persil
- Quelques feuilles de basilic
- 1 paquet de pâtes low carb (au choix)
- 1 bouillon de légumes
- 12 boulettes de bœuf
- 1 c. à c. de poivre
- 1 c. à c. de paprika
- 1 botte de ciboulette
- Huile de coco

Préparer la sauce : dans une casserole graissée à l'huile de coco, faire revenir l'ail et un oignon, ciselés au préalable. Ajouter le coulis de tomate et les tomates concassées, un peu d'érythritol (pour ôter l'acidité), le persil, le basilic et mélanger. Réserver.

Incorporer dans les boulettes de viande le paprika, le poivre, la ciboulette et l'oignon restant, préalablement ciselés. Faire saisir dans une poêle, puis ajouter la sauce et laisser mijoter à feu doux une quinzaine de minutes.

Dans un volume d'eau avec un bouillon de légumes, porter à ébullition les pâtes quelques minutes et bien les égoutter.

Servir les pâtes avec les boulettes nappées de sauce

Mon astuce en + **Vous pouvez reproduire cette recette à la façon carbonara, napolitaine ou au saumon.**

Tortilla mexicaine *et sa sauce fromagère*

Pour 4 portions
Préparation 20 min
Cuisson 15 min

Ingrédients

- 1 sachet de tortillas low carb
- 2 oignons blancs
- 1 poivron jaune
- 500 g de viande hachée
- 1 c. à c. de paprika
- 25 cl de crème épaisse
- 50 g de cheddar
- 50 g d'emmental
- 100 g de Carré frais Gervais
- 2 tomates
- 2 avocats
- 2 échalotes
- 1 bouquet de coriandre
- 1 citron vert
- 200 g de parmesan râpé
- Sel, poivre

Faire revenir dans un peu de matière grasse les oignons blancs et le poivron préalablement émincés, la viande hachée, saler, poivrer et ajouter le paprika.

Préparer la sauce fromagère : dans une casserole, faire fondre le cheddar, l'emmental, le Carré frais et la crème. Saler et poivrer.

Dans un bol, préparer le guacamole : écraser les avocats, ajouter les échalotes émincées, le jus du citron, la coriandre et les tomates coupées en petits dés. Saler et poivrer.

Composer la tortilla en la tartinant de sauce fromagère, puis ajouter la viande hachée et terminer par le guacamole. Parsemer de parmesan râpé.

Fermer la tortilla.

Mon astuce en + **Vous pouvez réaliser cette recette en remplaçant la viande hachée par du thon, du saumon ou même en version végétarienne en ne mettant que des légumes émincés.**

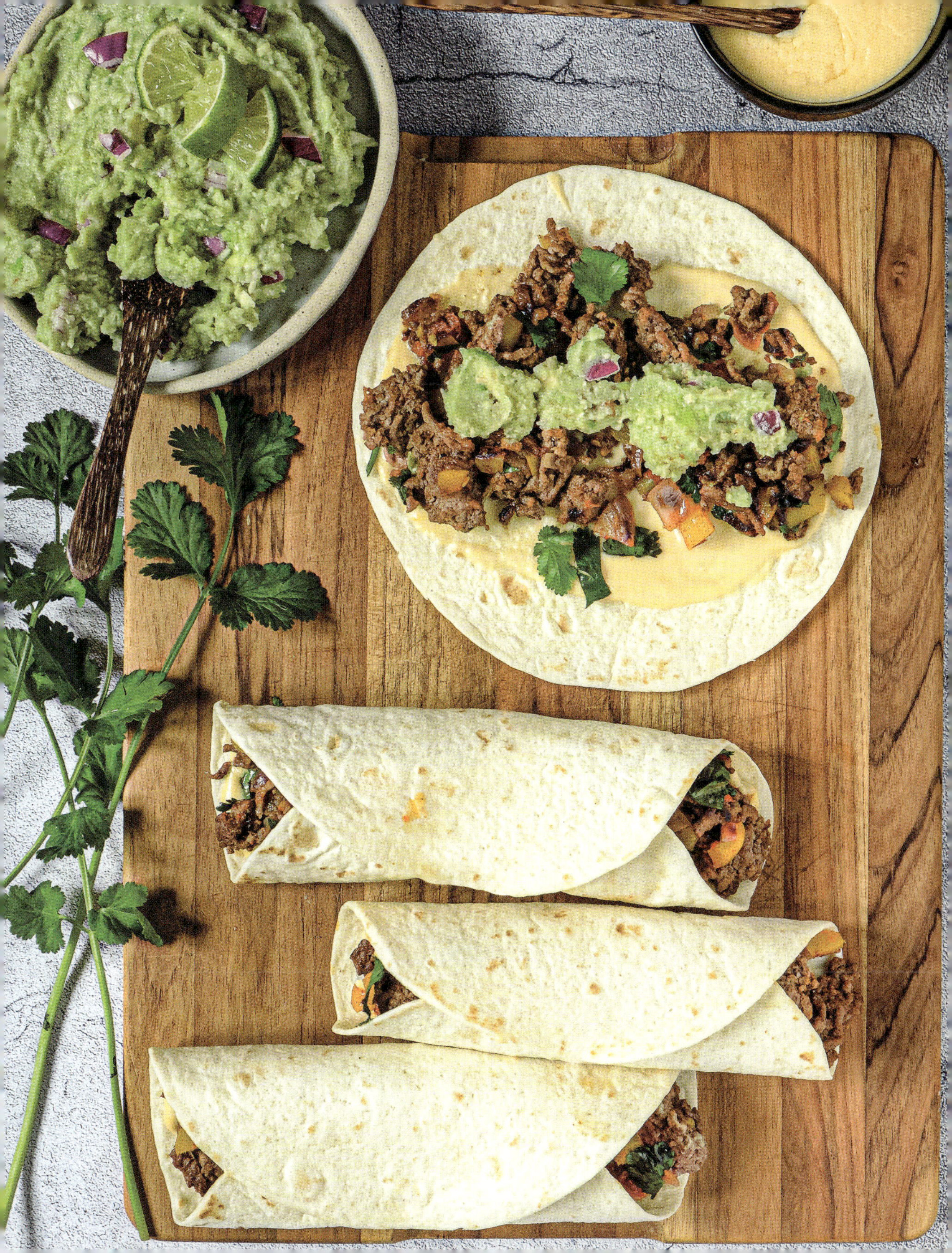

Burgers *kéto*

Pour 4 burgers
Préparation 20 min
Cuisson 10 min

Ingrédients

- 4 steaks hachés
- 4 tranches de bacon de dinde
- 8 tranches de cheddar
- 1 grosse tomate
- 1 oignon
- 1 avocat (facultatif)
- 1 salade
- 4 buns kéto (voir recette page 90)
- Mayonnaise et/ou ketchup céto (voir recettes pages 100-101)
- Sel, poivre

Dans une poêle, faire cuire les steaks hachés quelques minutes sur chaque face. Ajouter sur chaque steak une tranche de cheddar et une tranche de bacon. Poursuivre la cuisson jusqu'à ce que le fromage fonde. Réserver.

Couper l'oignon, la tomate et l'avocat (facultatif) en fines tranches.

Couper les buns en deux et les toaster rapidement.

Tartiner chaque pain de mayonnaise kéto et/ou de ketchup kéto puis ajouter les rondelles de tomate, d'oignon, d'avocat (facultatif), les feuilles de salade, la tranche de cheddar restante et le steak au bacon et cheddar.

Refermer et servir.

Mon astuce en + **Quand je suis à court de pain je fais exactement la même recette en remplaçant les buns par deux grandes feuilles de salade, ou deux grandes tranches d'aubergine ! N'hésitez pas à laisser libre cours à votre imagination pour créer votre propre burger.**

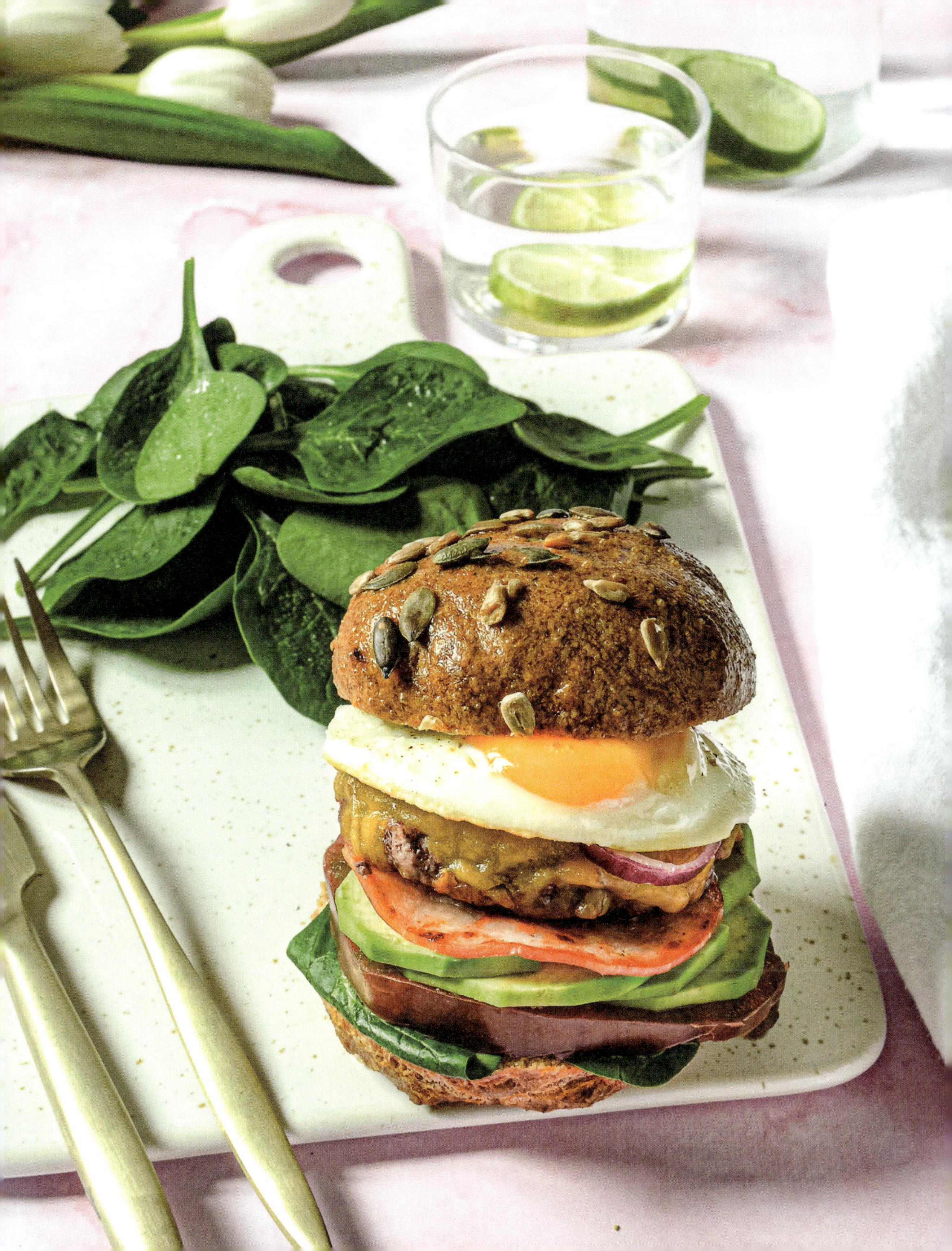

Frites de chou-rave *aux lardons*

Pour 4 portions
Préparation 20 min
Cuisson 30 min

Ingrédients

- 4 gros choux-raves
- 2 c. à s. d'huile d'olive
- 1 c. à c. de fleur de sel
- 1 c. à c. de poivre
- 1 c. à c. de paprika
- 1 c. à c. d'ail en semoule
- 150 g de lardons
- 4 tranches de cheddar
- 1 oignon

Préchauffer le four à 200 °C.

Peler les choux-raves et les détailler en bâtonnets de la taille de frites.

Ajouter les épices et l'huile d'olive et bien mélanger pour recouvrir les frites de chou-rave de façon homogène.

Disposer les frites sur une plaque recouverte de papier cuisson et enfourner 30 minutes.

Dans une poêle, faire revenir les lardons avec l'oignon émincé. Faire fondre le cheddar doucement dans une casserole.

Verser le mélange lardons-fromage fondu sur les frites de chou-rave au moment de servir.

Mon astuce en +

Variez les plaisirs en réalisant des frites avec tous les légumes autorisés en kéto !

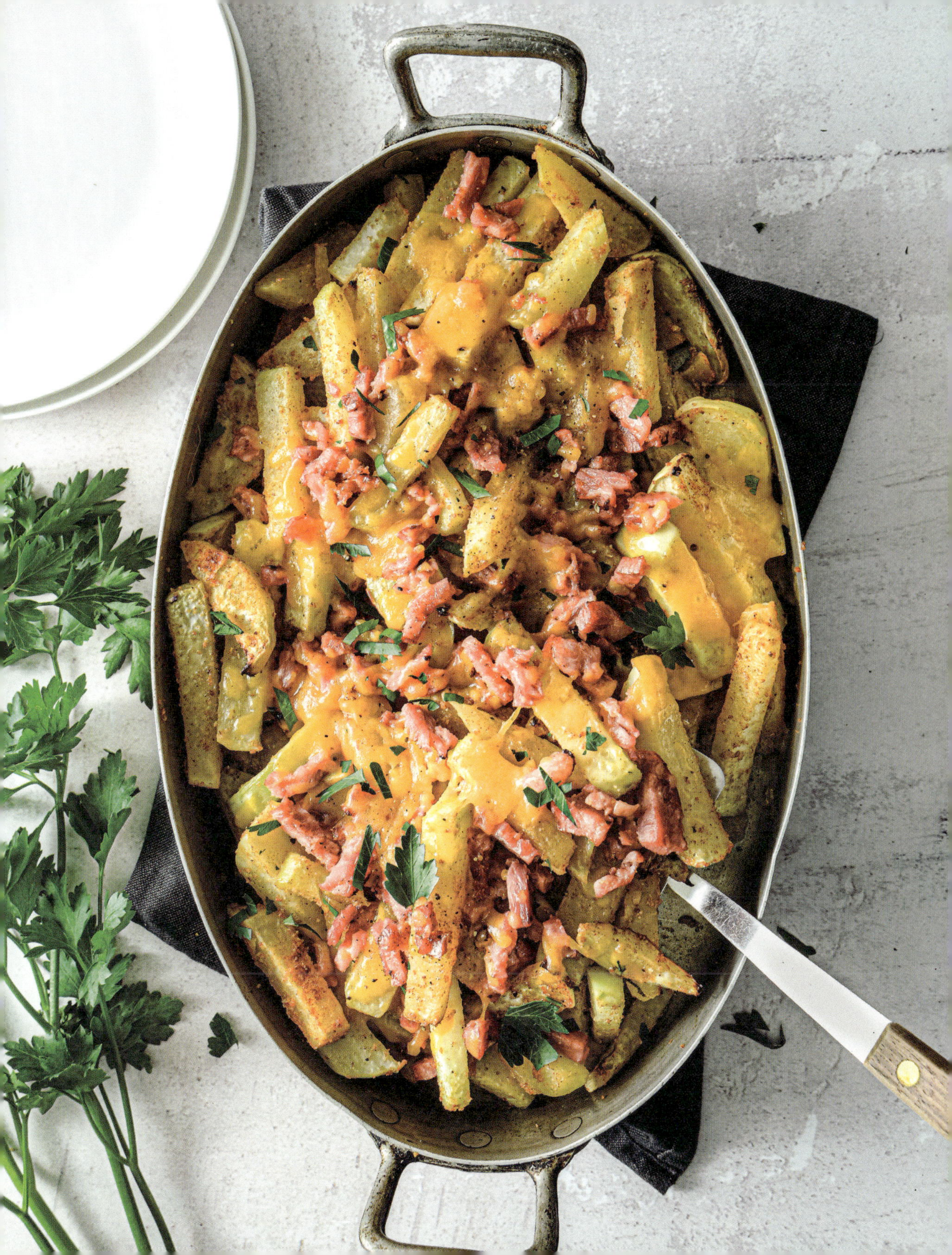

Saumon laqué
façon miso d'Ayem

Pour 4 portions
Préparation 10 min
Cuisson 10 min

Ingrédients

- 4 filets de saumon sans peau
- 1 c. à s. de gingembre moulu
- 1 citron jaune
- 20 g de graines de sésame doré
- 3 c. à s. de sauce soja
- 2 c. à c. de miso (facultatif)
- 1 c. à c. de sel
- 1 c. à c. de poivre
- 1 c. à s. d'huile de sésame
- 1 c. à c. d'érythritol

Dans une poêle, verser un peu de matière grasse et faire saisir le saumon sur les deux faces. (Le temps de cuisson dépendra de la manière dont vous aimez manger votre saumon.)

Dans un bol, mélanger la sauce soja, l'érythritol, le gingembre, les graines de sésame doré et éventuellement le miso et déglacer votre saumon avec la marinade. Saler, poivrer.

Verser un filet d'huile de sésame et de jus de citron sur le saumon.

Mon astuce en + **Pour encore plus de saveurs, préparez votre marinade à l'avance et réservez au frais quelques heures. Ce plat s'accompagne très bien de riz de konjac ou de riz low carb avec quelques légumes. Vous pouvez reproduire cette même recette en remplaçant le saumon par des tranches d'aubergine pour faire la fameuse aubergine miso.**

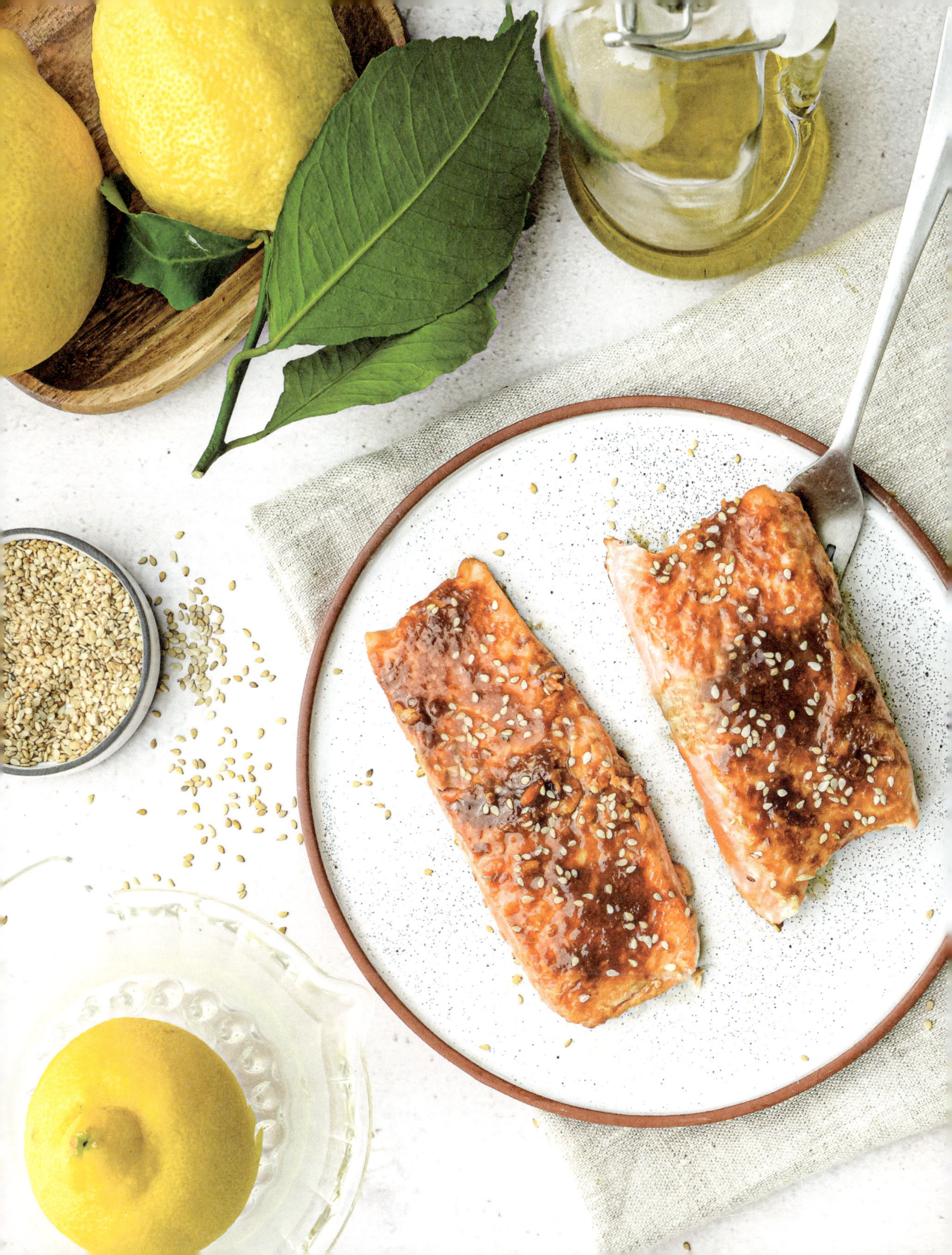

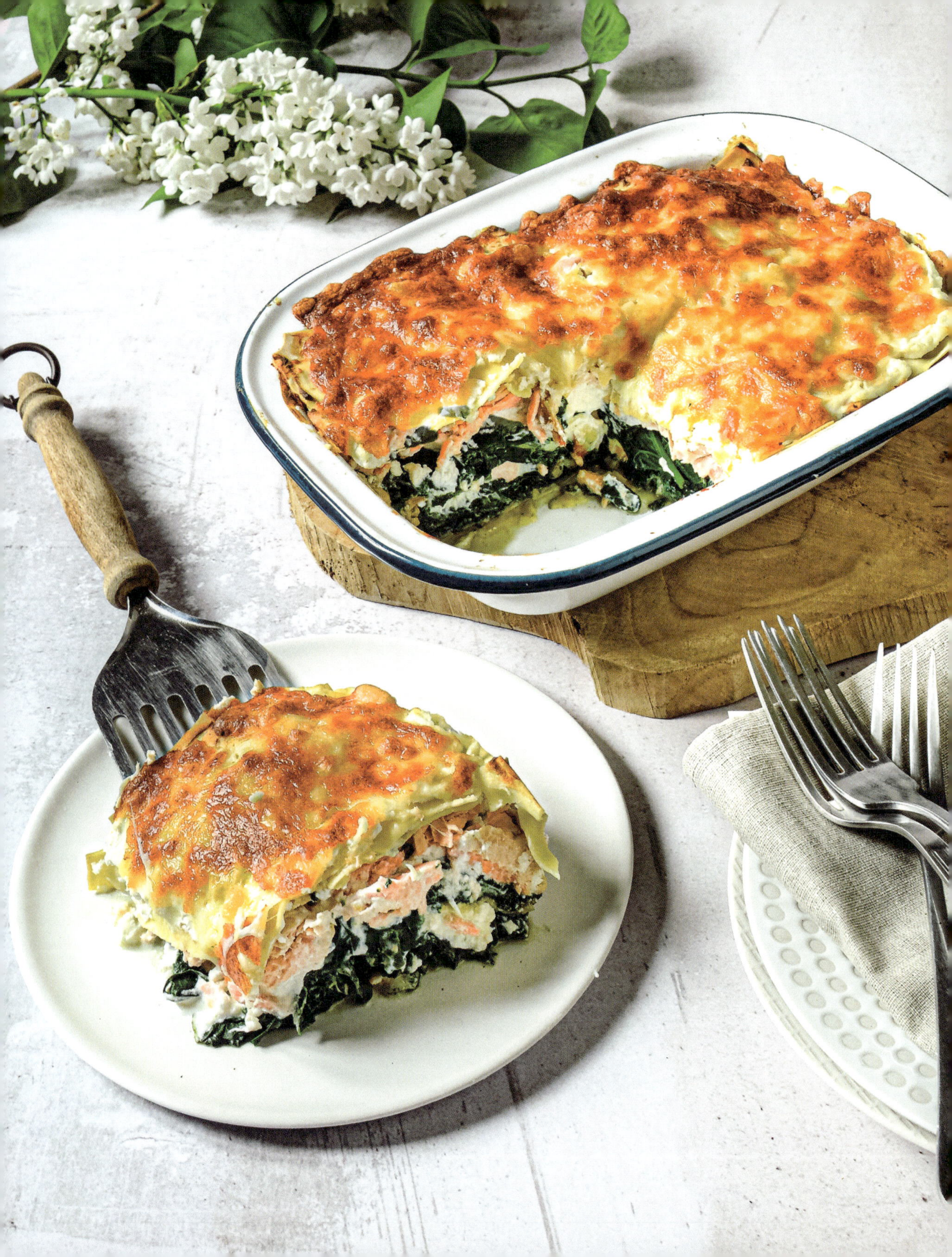

Lasagnes crémeuses saumon-épinard

Pour 4 portions
Préparation 15 min
Cuisson 50 min

Ingrédients

- 1 kg d'épinards frais
- 4 pavés de saumon
- 1 oignon
- 15 feuilles de lasagnes de konjac
- 200 g de fromage râpé
- Huile de coco
- 800 ml de lait entier (ou lait végétal)
- 1 c. à s. d'agar-agar
- 1 c. à s. de psyllium blond
- Sel, poivre

Préchauffer le four à 180 °C.

Faire revenir les pavés de saumon dans un peu d'huile de coco avec l'oignon ciselé. Émietter le saumon puis réserver.

Dans une casserole faire cuire à feu doux les épinards. Bien les égoutter puis les ajouter au saumon.

Réaliser la béchamel kéto : faire chauffer le lait sans cesser de remuer, ajouter l'agar-agar et porter à ébullition. Baisser le feu et ajouter le psyllium. Saler et poivrer.

Réaliser le montage des lasagnes : dans un grand plat beurré, poser une couche de feuilles de lasagnes, puis une couche de béchamel, une couche de saumon avec les épinards, saler, poivrer, puis recommencer en alternant les différentes couches jusqu'à épuisement des ingrédients. Saupoudrer de fromage râpé.

Faire cuire pendant 40 minutes.

Mon astuce en +

Reproduire cette recette avec les légumes ou poissons de votre choix. Et moi, j'aime beaucoup refaire cette recette avec des poireaux ou des blettes.

Bouillon d'os
façon pot-au-feu

Pour 4 portions
Préparation 15 min
Cuisson 2 h minimum

Ingrédients

- 2 os à moelle
- 1 oignon
- 2 gousses d'ail
- 2 navets
- 2 poireaux
- 2 branches de céleri
- 2 choux-raves
- 2 navets
- 2 c. à s. de vinaigre de cidre
- 1 bouquet garni
- 1 bouquet de persil frais
- 1 c. à c. de fleur de sel
- 1 c. à c. de sel rose de l'Himalaya
- 1 c. à c. de poivre

Éplucher, laver et couper grossièrement tous les légumes. Réserver.

Dans une cocotte, verser de l'huile, faire revenir l'oignon et les os à moelle pendant une dizaine de minutes afin qu'ils dorent.

Ajouter les morceaux de légumes et le bouquet garni, le vinaigre de cidre, couvrir d'eau, saler et poivrer et laisser mijoter à feu moyen plusieurs heures.

Ajouter du persil frais au moment de servir.

Mon astuce en +

J'adore déguster ce plat accompagné de cornichons, de moutarde et de fleur de sel. Pour un plat plus riche, on peut ajouter des morceaux de bœuf, comme sur la photo.

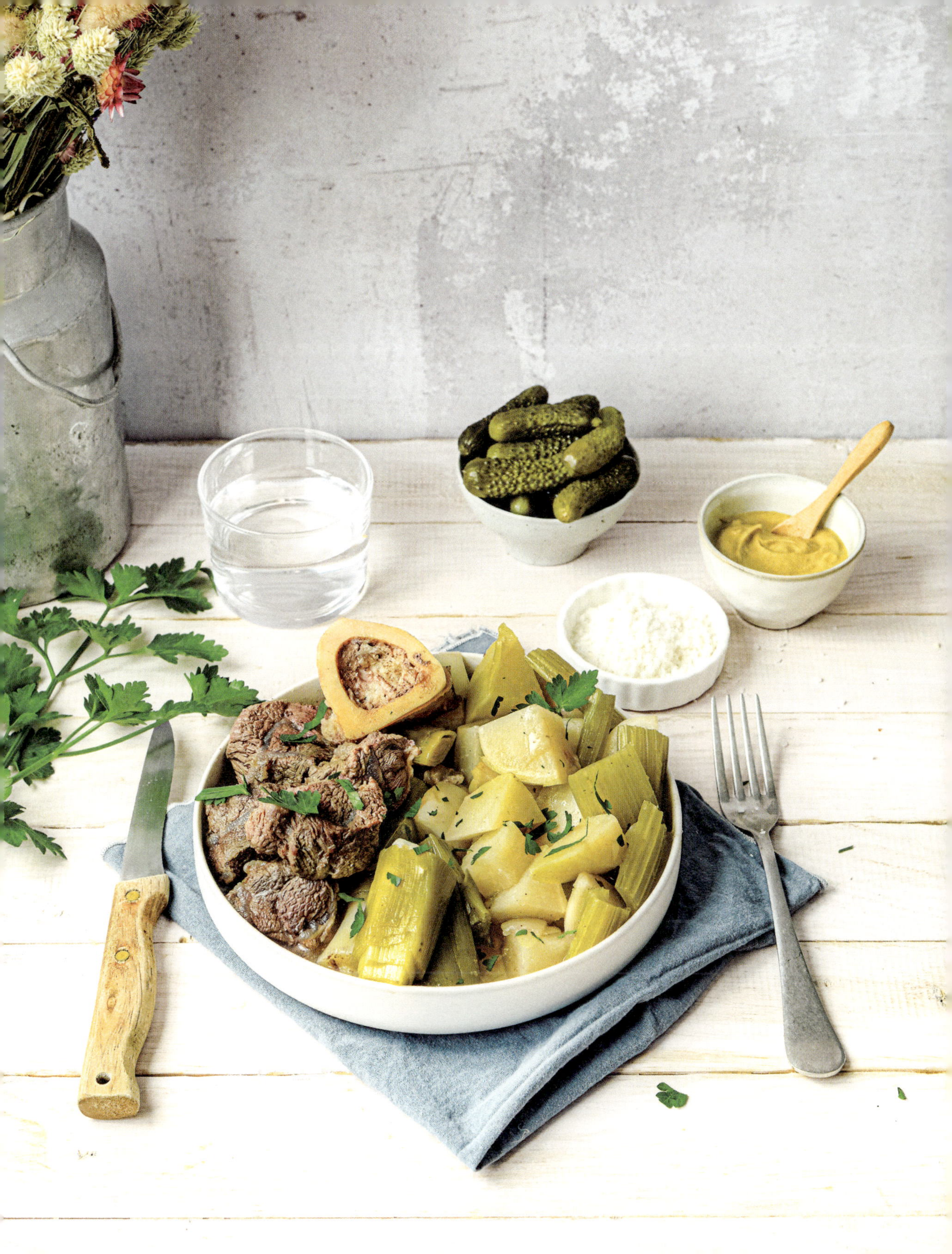

So Sweet

Desserts et goûters

Madeleines *kéto*

Pour 12 madeleines
Préparation 10 min
Cuisson 12 min

Ingrédients

- 4 œufs
- 150 g de poudre d'amande (ou farine de lin ou de coco)
- 150 g de mascarpone
- 50 g d'érythritol
- 4 gouttes d'extrait de vanille
- 1 sachet de levure chimique

Préchauffer le four à 200 °C.

Dans un récipient, mélanger l'érythritol avec les œufs jusqu'à ce que le mélange blanchisse. Ajouter la poudre d'amande, la levure, l'extrait de vanille et le mascarpone.

Beurrer les moules à madeleine et verser la préparation aux trois quarts de chaque moule.

Enfourner pendant 12 minutes.

Mon astuce en + **À la place de l'extrait de vanille, vous pouvez ajouter quelques gouttes d'huile essentielle de citron, des écorces d'orange ou encore de la cannelle en poudre.**

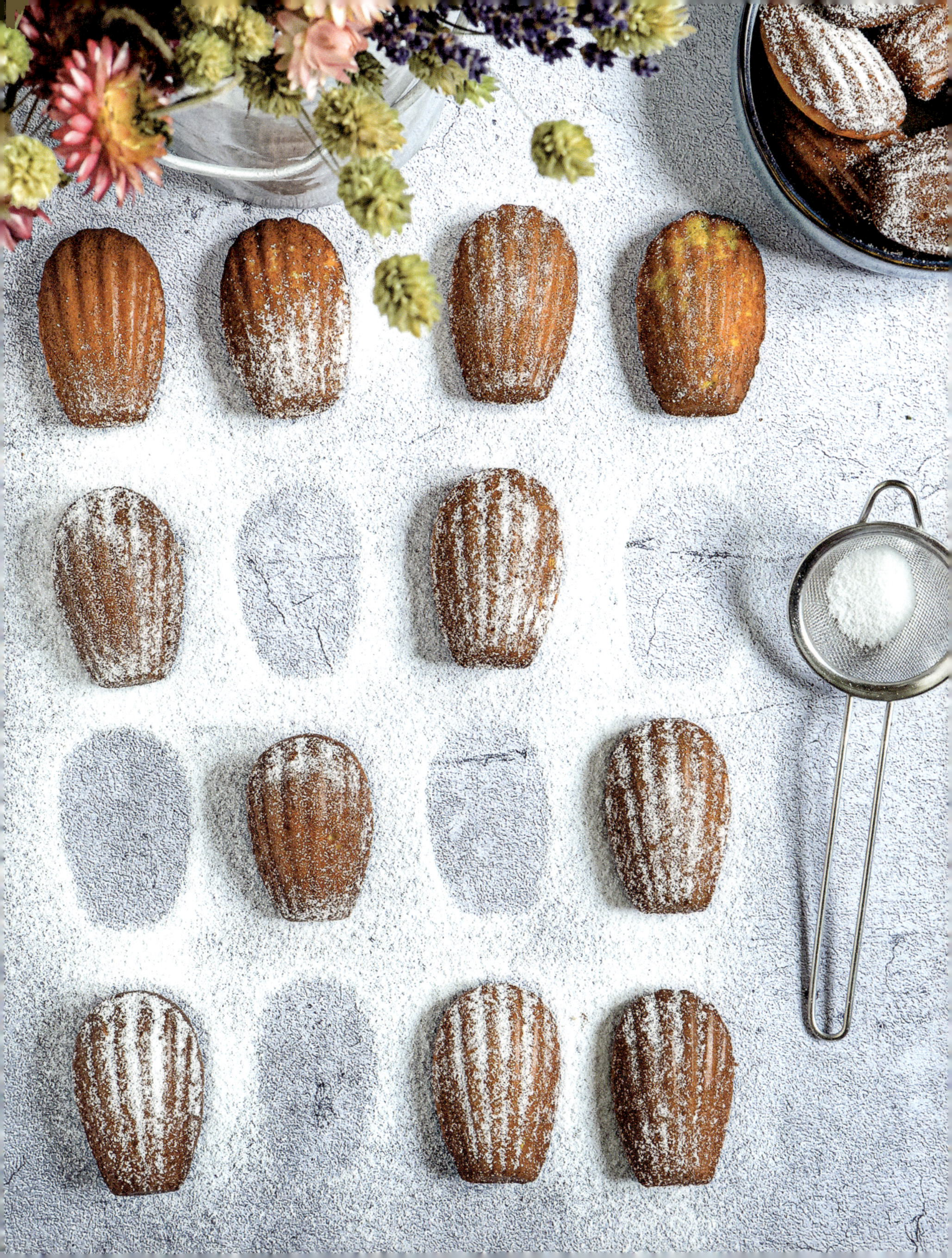

Pâte à tartiner

Pour 1 pot de 500 g
Préparation 10 min
Cuisson 5 min

Ingrédients

- 270 g de noisettes entières
- 120 g d'érythritol
- 150 g sucre glace kéto
- 150 g de chocolat à 85 % de cacao
- 2 c. à c. de whey
- 10 g d'huile de coco

Dans une casserole, faire fondre l'huile de coco à feu doux et ajouter le chocolat coupé en morceaux, tout en remuant.

Ajouter l'érythritol, le sucre glace kéto, la whey, puis les noisettes.

Mixer le mélange de façon homogène et verser dans un pot en verre.

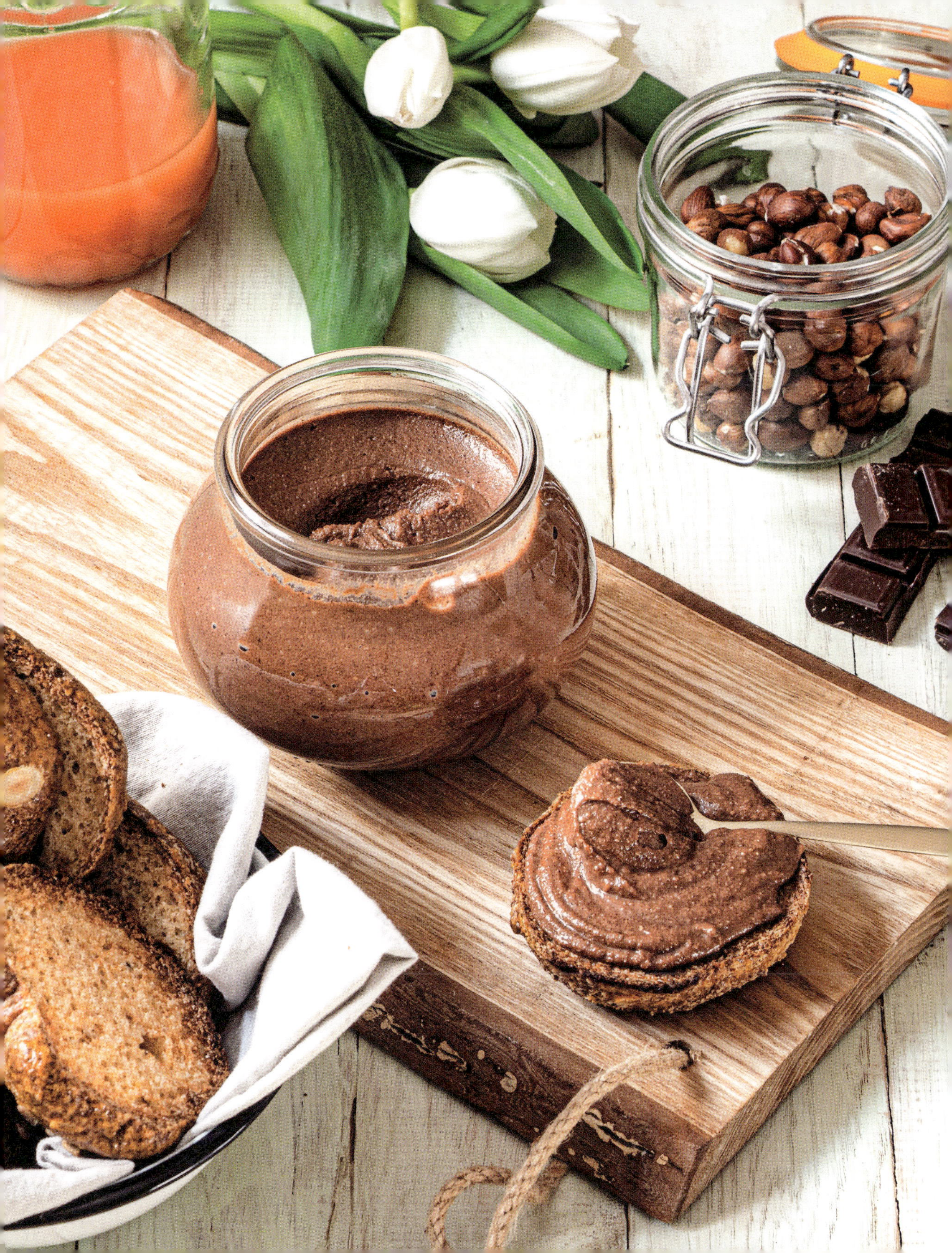

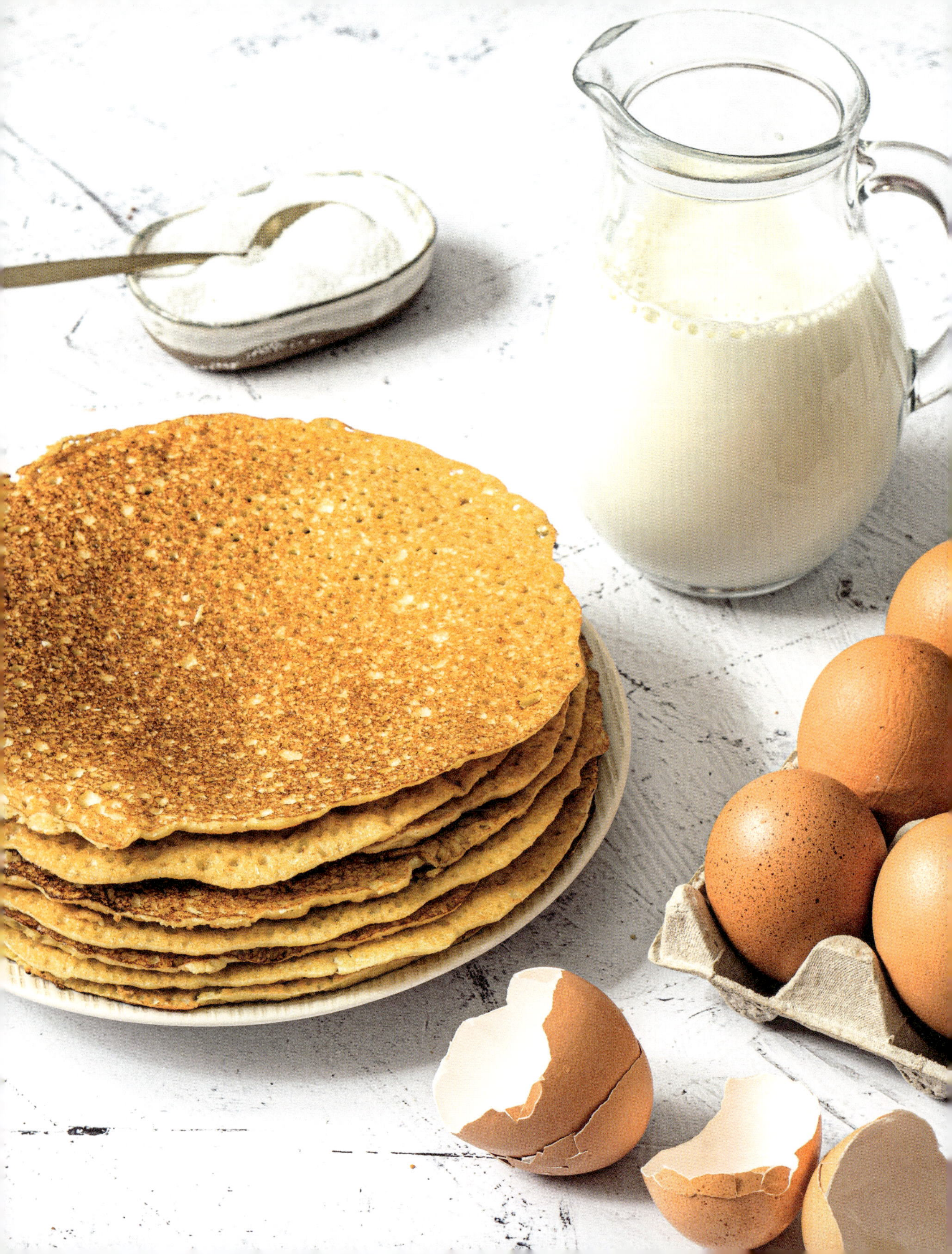

Crêpes kéto

Pour 4 crêpes
Préparation 30 min
Repos 30 min
Cuisson 10 min

Ingrédients

- 2 tasses de farine d'amande
- 1 demi-tasse d'eau
- 5 œufs
- 1 tasse de lait au choix
- ½ c. à s. d'eau de fleur d'oranger
- 1 c. à c. de sel
- Huile ou beurre

Dans un récipient, bien mélanger à l'aide d'un fouet l'ensemble des ingrédients, sauf la matière grasse.

Laisser reposer la pâte 30 minutes.

Déposer du beurre ou de l'huile dans une poêle.

Verser dans la poêle la quantité de pâte nécessaire pour une crêpe. Laisser cuire quelques minutes sur une face. Retourner et cuire l'autre face.

Recommencer cette étape jusqu'à épuisement de la pâte afin d'obtenir 4 crêpes.

Gaufres kéto

Pour 4 gaufres
Préparation 15 min
Cuisson 5 min

Ingrédients

- 1 tasse de farine d'amande
- ½ tasse de farine de coco ou de chia
- 15 g d'huile de coco
- 1 œuf
- 1 pincée de bicarbonate

Dans un récipient, bien mélanger l'ensemble des ingrédients à l'aide d'un fouet.

Faire cuire dans un gaufrier environ ¼ de la pâte pendant environ 5 minutes.

Répéter cette étape jusqu'à épuisement de la pâte afin d'obtenir 4 gaufres.

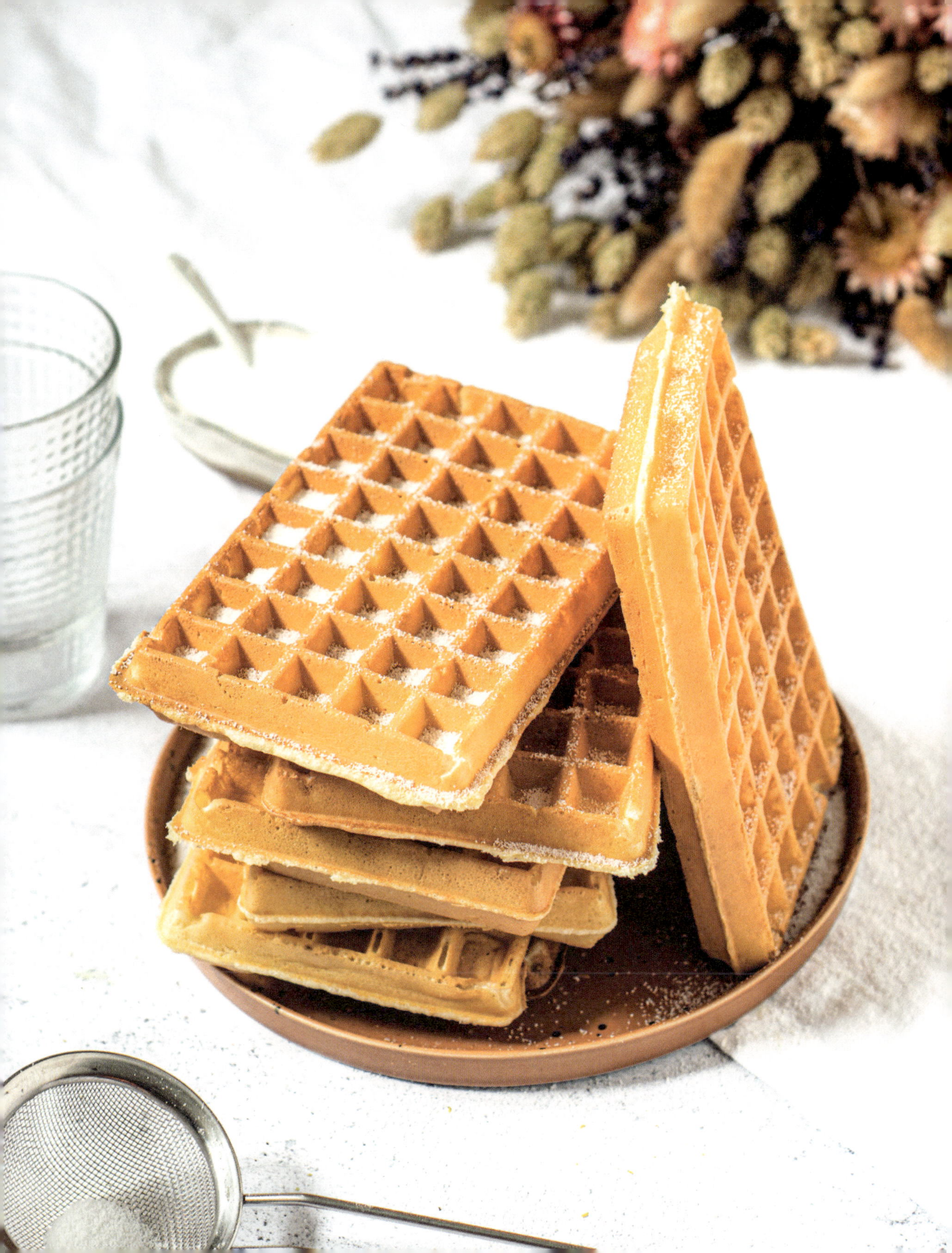

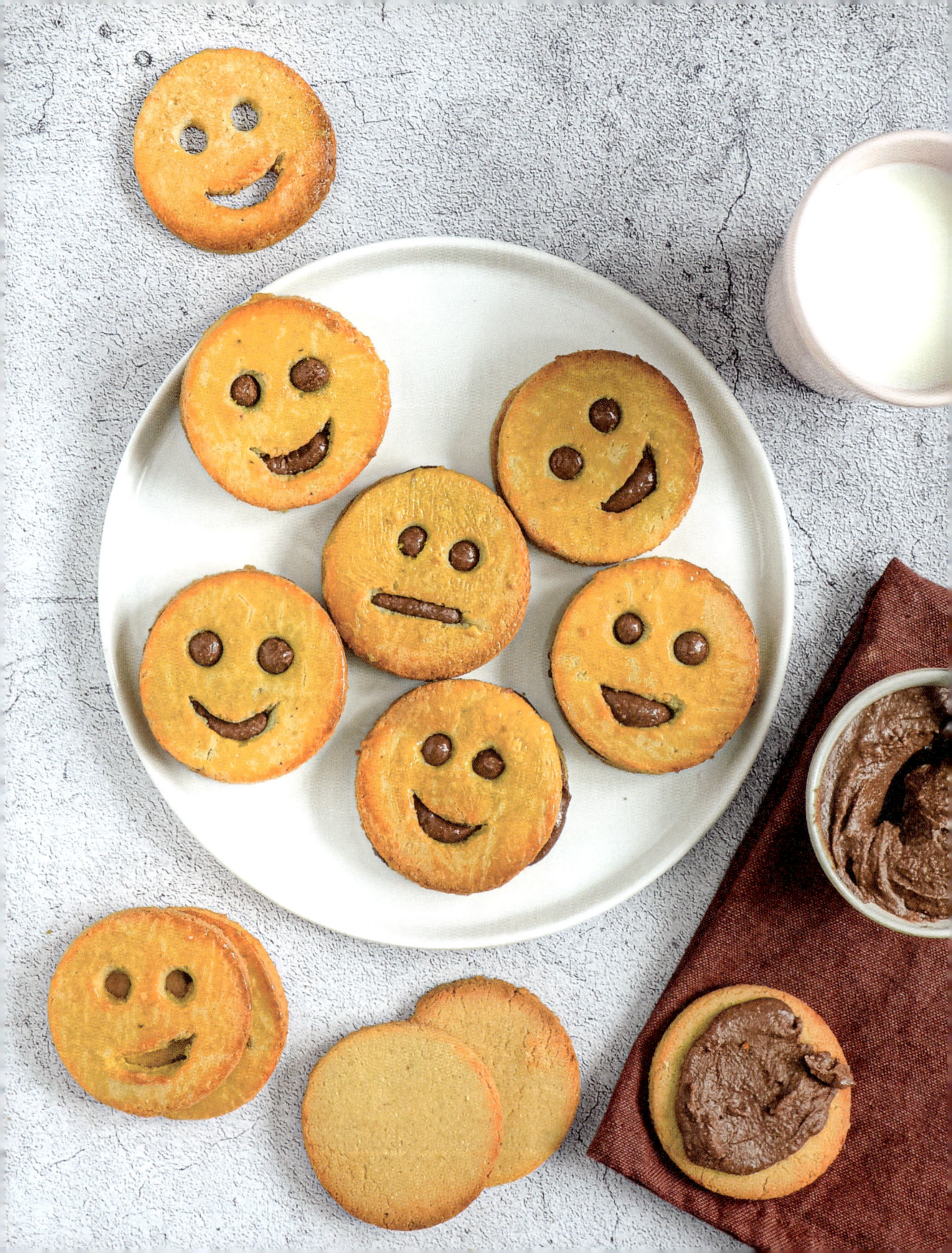

Mini-BN d'Ayem

Pour 10 biscuits
Préparation 10 min
Repos 30 min
Cuisson 15 min

Ingrédients

- 300 g de farine d'amande
- 100 g de farine de noix de coco
- 120 g de beurre fondu
- 4 œufs entiers
- 1 jaune d'œuf
- 30 g d'érythritol
- 200 g de pâte à tartiner (voir recette page 162)

Dans un saladier, mélanger tous les ingrédients secs ensemble.

Ajouter le beurre fondu et les 4 œufs entiers. Bien mélanger jusqu'à l'obtention d'une pâte à la texture homogène.

Former une boule et la placer au frais 30 minutes dans du papier film alimentaire.

Préchauffer le four à 180 °C.

Étaler la pâte sur une épaisseur de 4 mm. À l'aide d'un verre ou d'un emporte-pièce, découper des ronds et les placer sur une feuille de papier cuisson.

À l'aide d'une paille, faire deux petits trous en guise d'« yeux » sur la moitié des biscuits. À l'aide d'un couteau pointu, découper des formes de « bouche » aux biscuits ayant des « yeux ».

À l'aide d'un pinceau alimentaire, dorer au jaune d'œuf les biscuits décorés.

Cuire les biscuits au four pendant 15 minutes.

Déposer une cuillerée à soupe de pâte à tartiner sur chaque biscuit plein. Déposer délicatement un biscuit avec un visage par-dessus. Il ne reste plus qu'à se régaler.

Financiers *aux amandes*

Pour 6 portions
Préparation 10 min
Cuisson 20 min

Ingrédients

- 4 blancs d'œufs
- 100 g de poudre d'amande
- 70 g de beurre fondu
- 70 g d'érythritol
- 1 c. à s. généreuse de mascarpone
- 1 poignée d'amandes effilées

Préchauffer le four à 180 °C.

Dans un récipient, mélanger la poudre d'amande avec le beurre fondu.

Monter les blancs d'œufs en neige.

Les incorporer délicatement au mélange avec l'érythritol.

Ajouter le mascarpone et mélanger.

Dans un moule à financiers préalablement beurré, verser la pâte aux trois quarts et parsemer d'amandes effilées.

Cuire pendant 20 minutes.

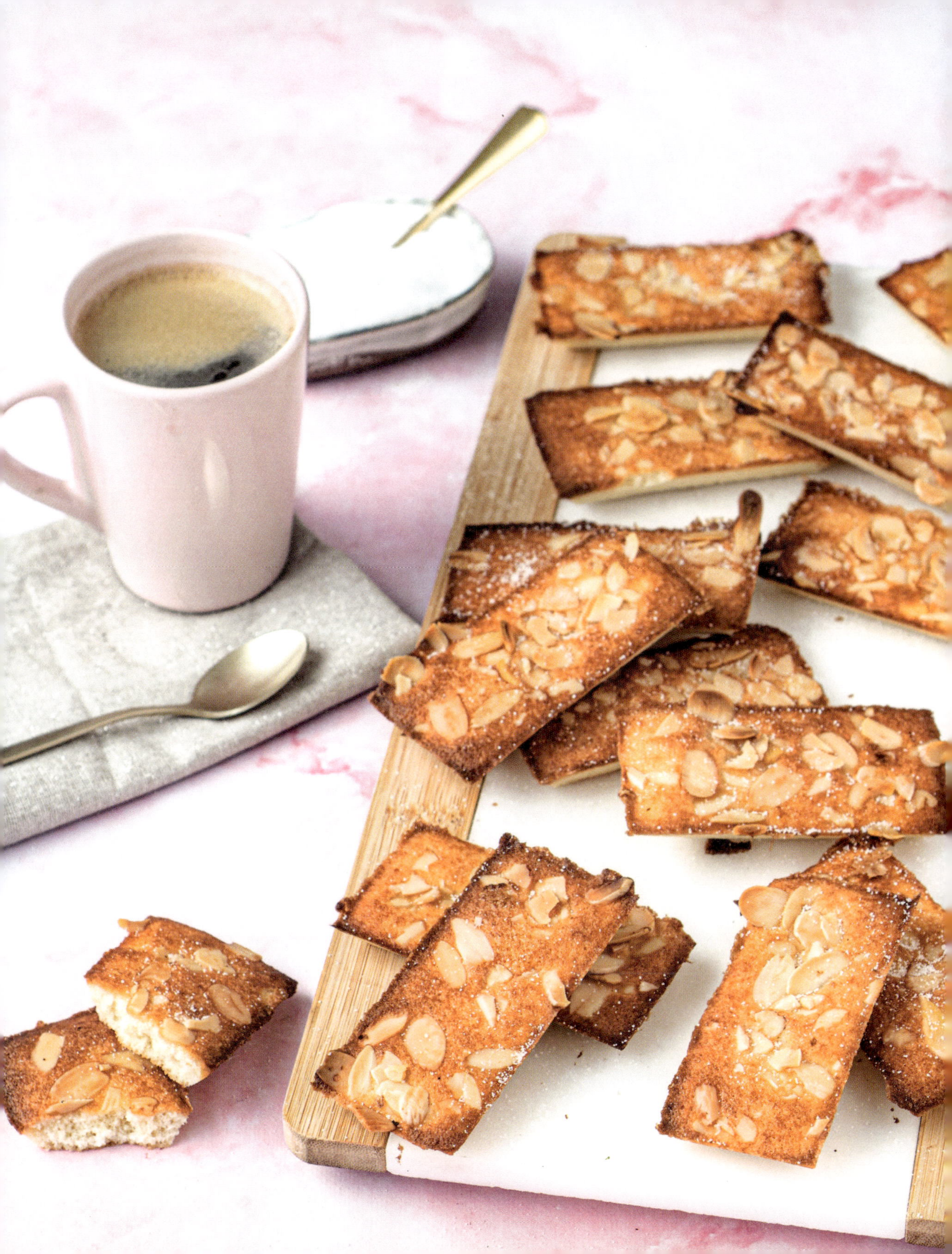

Panna cotta
et son coulis de framboise

Pour 3 verrines
Préparation 15 min
Cuisson 5 min
Repos 2 h 30

Ingrédients

- 300 ml de crème liquide entière
- 2 feuilles de gélatine
- 3 c. à s. d'érythritol en poudre
- 1 gousse de vanille (ou 1 c. à s. d'extrait de vanille)

Tremper les feuilles de gélatine dans l'eau froide pendant 10 minutes.

Pendant ce temps, faire chauffer la crème, la vanille et l'érythritol dans une petite casserole, jusqu'à ébullition.

Essorer les feuilles de gélatine. Les ajouter à la crème puis mélanger hors du feu pendant une minute.

Verser le mélange dans trois verrines.

Laisser reposer à température ambiante pendant 30 minutes puis conserver au réfrigérateur pendant au moins deux heures avant de déguster.

Mon astuce en + **Délicieux avec un coulis de fruits rouges non sucré ou simplement décoré de quelques framboises ou de groseilles.**

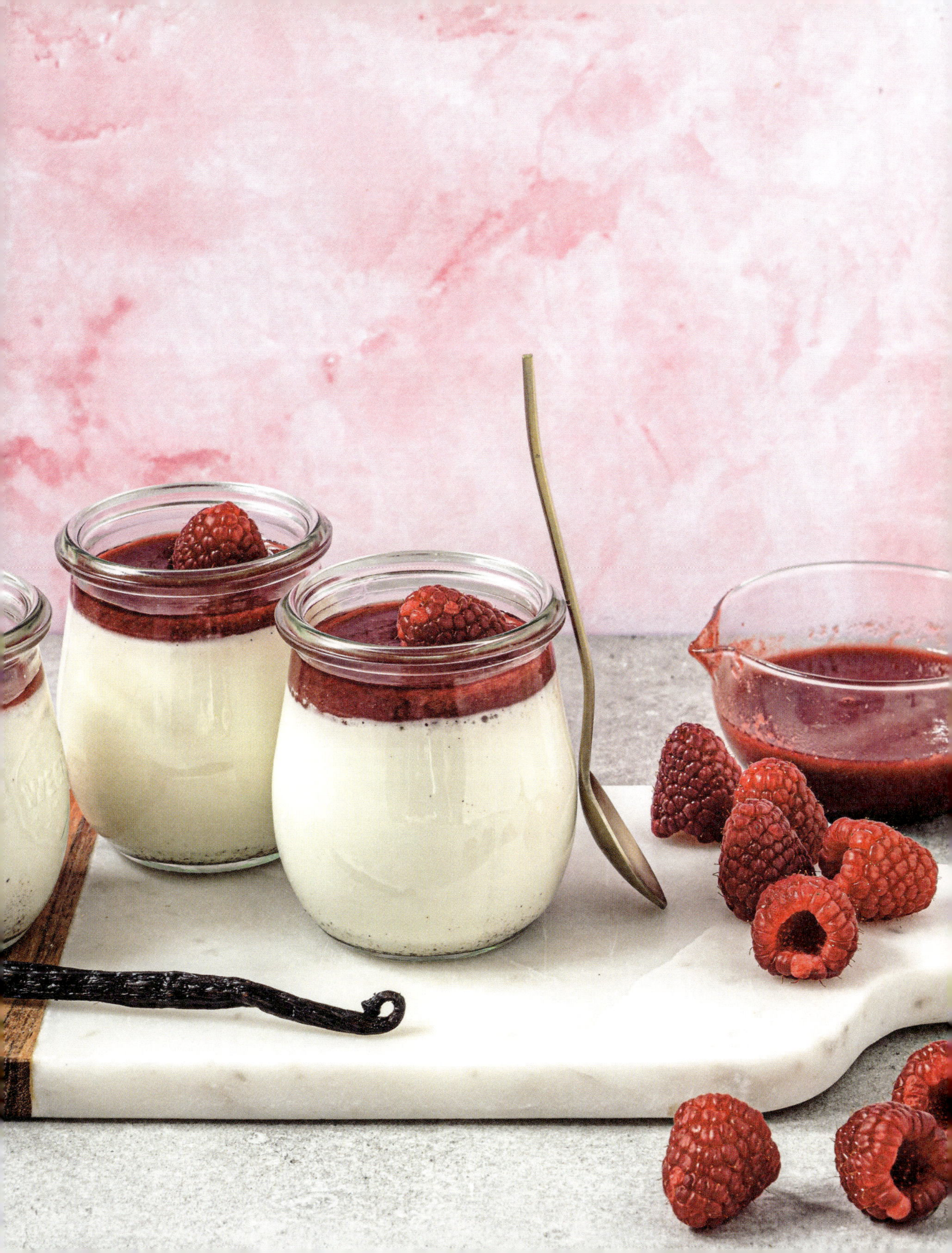

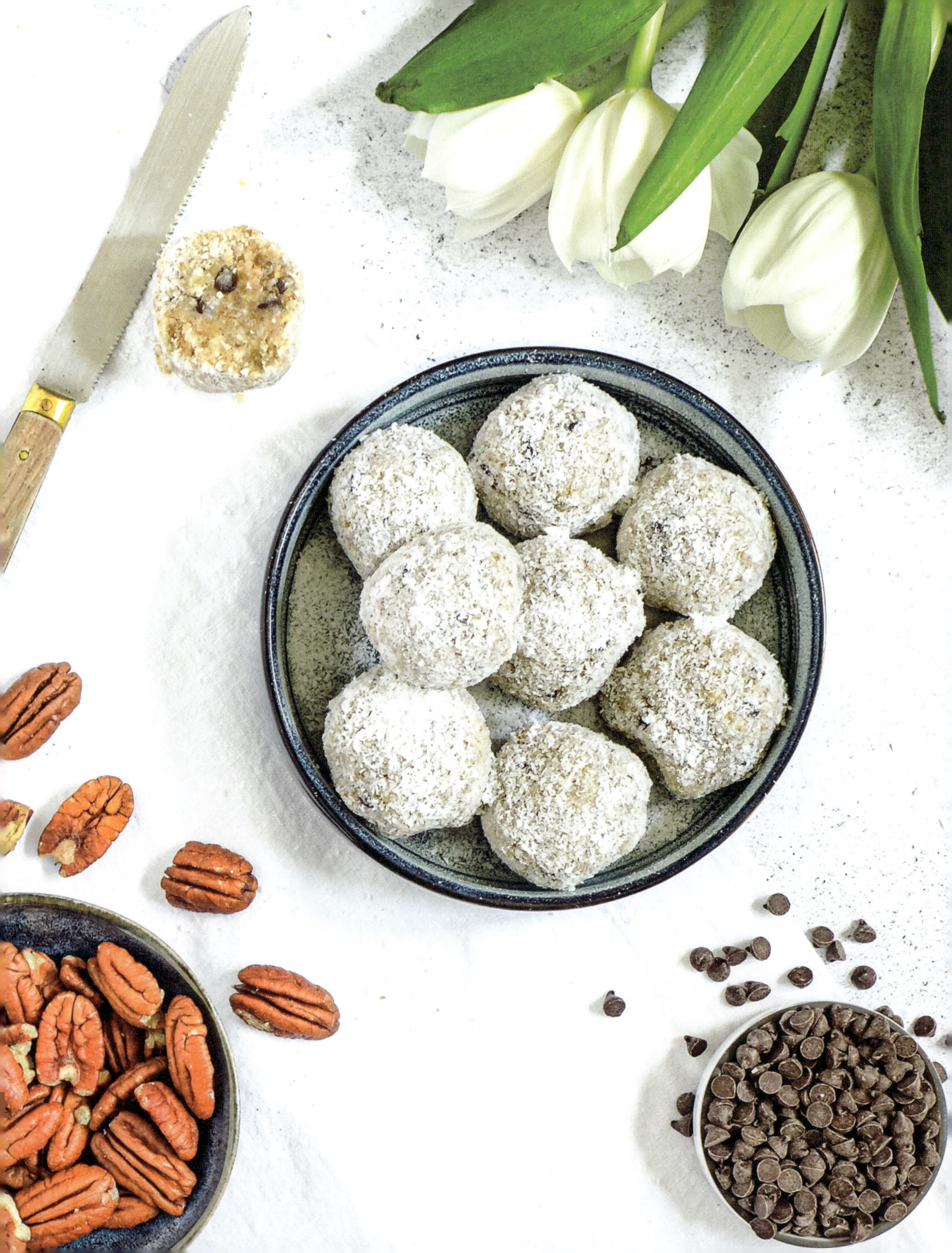

Boules *énergétiques*

Pour 8 boules
Préparation 5 min
Repos 1 h

Ingrédients

- 60 g de beurre
- 60 g d'huile de coco
- 100 g de poudre de noix coco
- 130 g de poudre de noix de pécan
- 40 g de pépites de chocolat cétogènes (sans sucre)

Dans une petite casserole, faire fondre le beurre avec l'huile de coco.

Dans un grand bol, mélanger les graisses fondues à la moitié de la poudre de noix de coco, à la poudre de noix de pécan et aux pépites de chocolat.

Laisser reposer 1 h au frais et former des boules.

Rouler les boules dans de la poudre de noix de coco restante.

Déguster !

Mon astuce en +

Vous pouvez varier les plaisirs en remplaçant la poudre de noix de pécan par de la poudre de noix ou de noisette.

Cookies kéto

Pour 10 cookies
Préparation 15 min
Repos 3 h
Cuisson 15 min

Ingrédients

- 280 g de beurre
- 100 g d'érythritol blanc
- 50 g d'érythritol roux
- 4 œufs
- 430 g de farine d'amande
- ½ c. à c. de levure
- ½ c. à c. de bicarbonate alimentaire
- 100 g de petites de chocolat blanc low carb

Dans un récipient, mélanger le beurre avec les deux sortes d'érythritol. Ajouter les œufs un à un et fouetter l'ensemble.

Incorporer la farine d'amande, la levure et le bicarbonate.

Ajouter les pépites de chocolat.

Former des boules à l'aide d'une cuillère à glace et laisser reposer au frais sur une feuille de papier cuisson durant 3 heures.

Préchauffer le four à 180 °C.

Enfourner pendant 15 minutes.

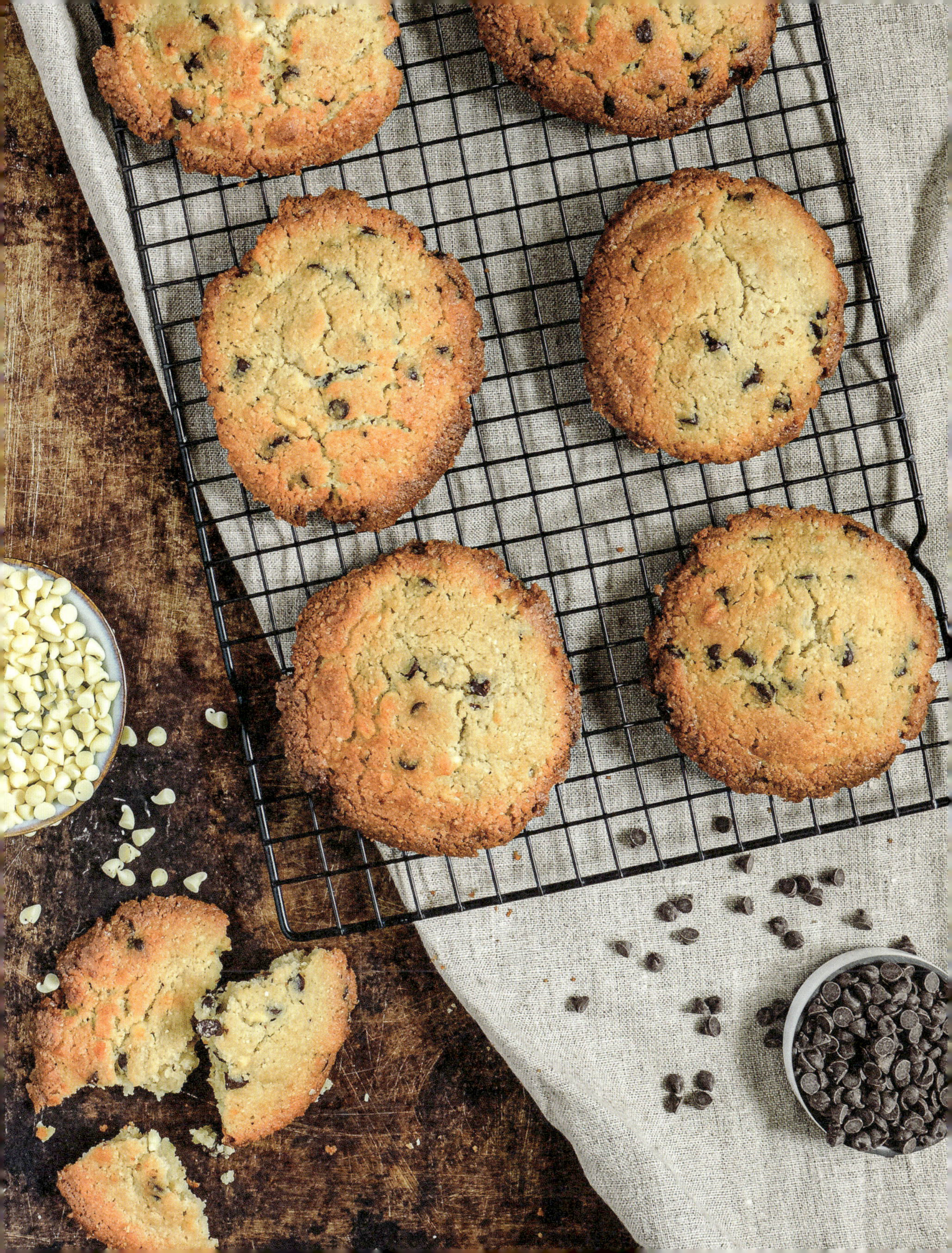

Flan de ricotta aux framboises

Pour 4 à 6 portions
Préparation 10 min
Cuisson 25 min

Ingrédients

- 300 g de ricotta
- 1 gousse de vanille
- 4 œufs
- 125 g de framboises
- 25 g d'érythritol

Préchauffer le four à 180 °C.

Dans un mixer, verser l'érythritol et les petits grains de vanille obtenus en grattant l'intérieur de la gousse. Mettre en marche le mixer pour bien mélanger l'édulcorant et la vanille.

Verser la poudre obtenue dans un saladier ou un cul-de-poule et ajouter la ricotta.

Casser les œufs entiers sur le mélange. Battre l'ensemble jusqu'à obtention d'une texture homogène.

Mettre la préparation dans un plat à four beurré. Répartir les framboises et enfourner pour 25 à 30 minutes.

Déguster tiède ou froid.

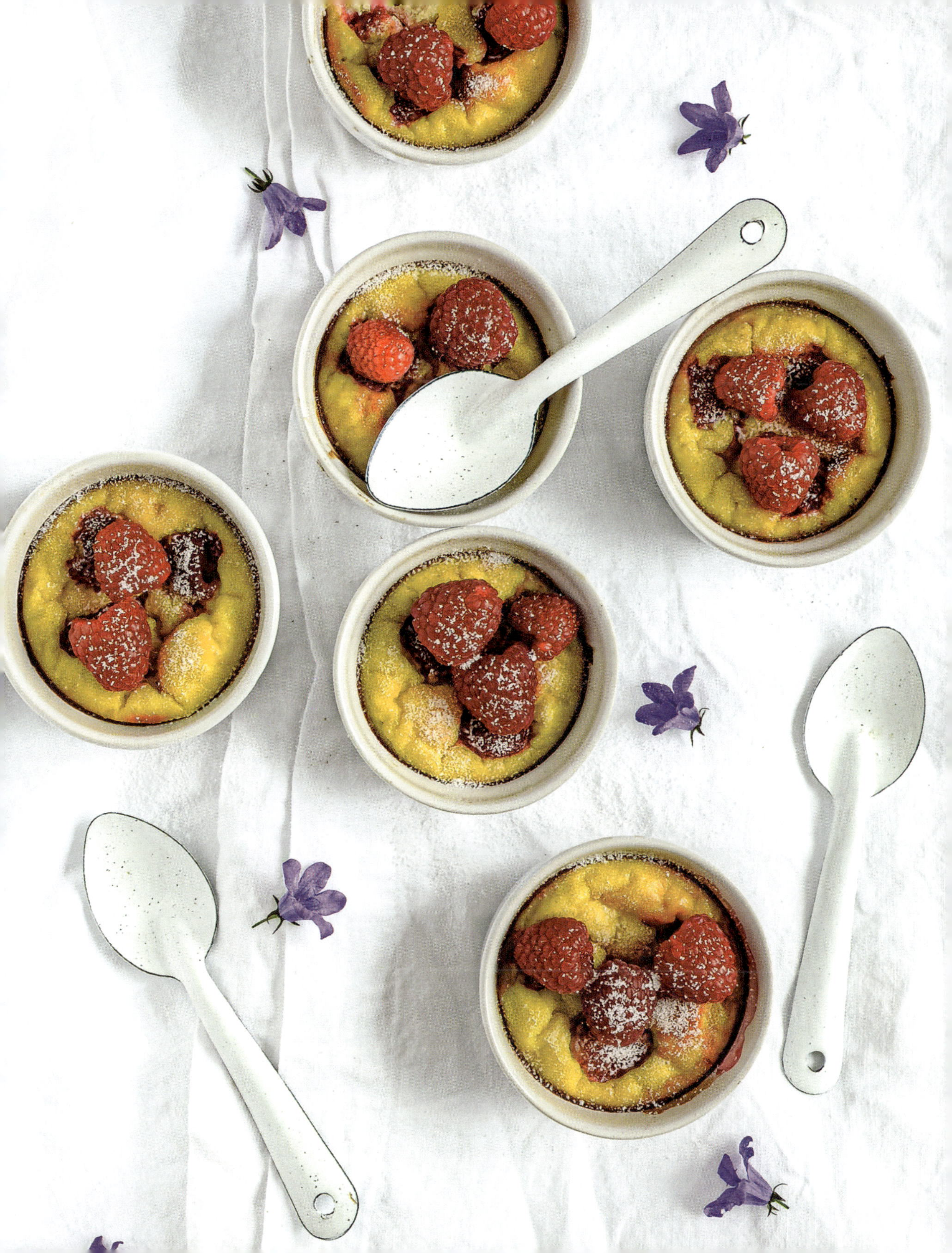

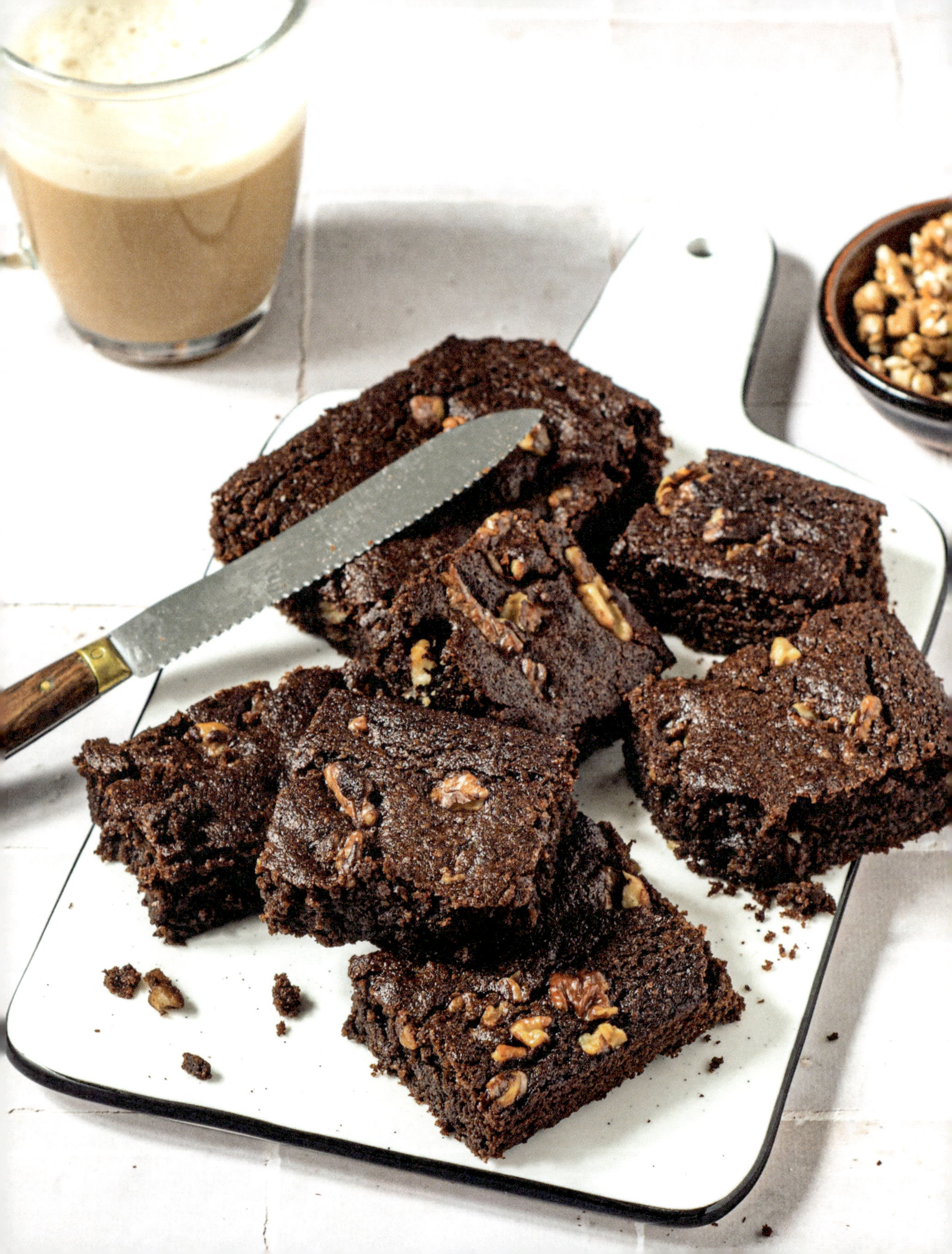

Brownies *aux noix*

Pour 8 portions
Préparation 10 min
Cuisson 15 min

Ingrédients

- 100 g de poudre d'amande
- 220 g de beurre
- 60 g d'érythritol blanc
- 60 g d'érythritol roux
- 4 œufs
- 200 g de chocolat à 85 % de cacao
- 100 g de noix de votre choix
- 1 pincée de sel
- ½ c. à c. de levure chimique
- ½ c. à c. de bicarbonate
- 1 pincée d'agar-agar

Préchauffer le four à 180 °C.

Dans une casserole à feu doux, faire fondre le beurre avec le chocolat à 85 %, coupé préalablement en morceaux.

Dans un saladier, mélanger les autres ingrédients.

Ajouter le mélange chocolat-beurre et bien mélanger le tout.

Verser la préparation dans un moule carré.

Faire cuire la préparation pendant 15 minutes.

Carrés au citron

Pour 6 portions
Préparation 10 min
Cuisson 25 min

Ingrédients

Pour la pâte

- 1 tasse de poudre d'amande
- 1/3 de tasse de farine de coco
- 1 œuf
- 3 c. à s. d'huile de coco
- 3 c. à s. d'érythritol

Pour le lemon curd

- 100 g de beurre
- 10 cl de jus de citron
- 2 zestes de citron
- 2 c. à c. de psyllium
- 50 g d'érythritol
- 6 jaunes d'œufs

Préchauffer le four à 180 °C.

Préparer la pâte : mélanger tous les ingrédients jusqu'à l'obtention d'une pâte homogène.

Disposer une feuille de papier cuisson au fond d'un moule carré.

Étaler la pâte de manière uniforme dans le moule et précuire 10 minutes à 180 °C.

Préparer le lemon curd : dans une casserole, faire fondre le beurre, ajouter le jus de citron et les zestes. Battre les jaunes d'œufs avec l'érythritol, puis ajouter le mélange beurre-citron.

Remettre la préparation à feu doux, ajouter le psyllium et laisser épaissir sans cesser de battre.

Quand la préparation a épaissi, la déposer sur la pâte et faire cuire une dizaine de minutes au four.

Découper en carrés et servir.

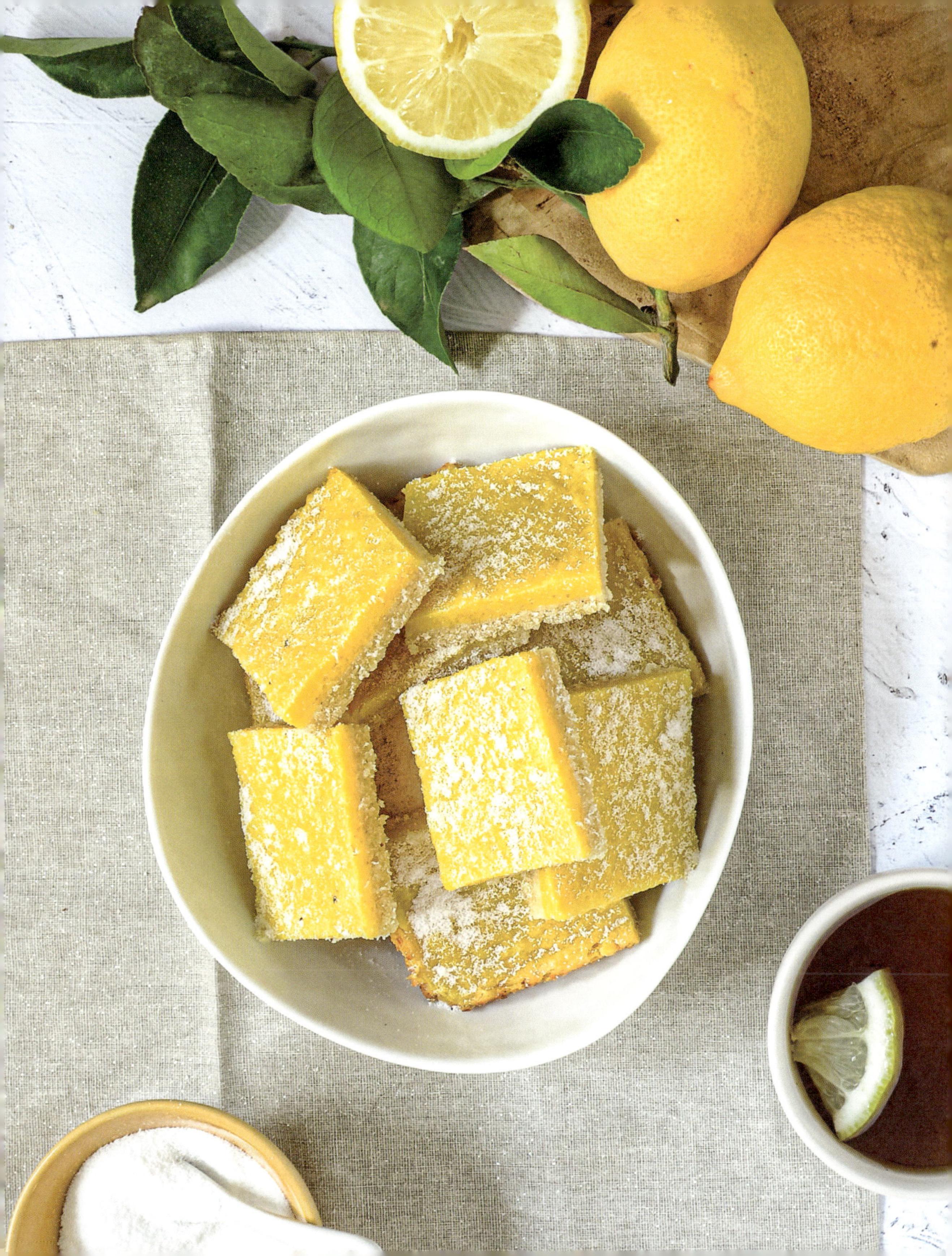

Cornes de gazelle

Pour 15 cornes de gazelle
Préparation 10 min
Cuisson 15 min

Ingrédients

- 200 g de poudre d'amande
- 30 g de beurre fondu
- 25 ml d'eau de rose ou de fleur d'oranger
- 40 g d'érythritol
- 100 g de sucre glace kéto

Préchauffer le four à 170 °C.

À l'aide d'un robot pâtissier, mélanger tous les ingrédients à l'exception du sucre glace.

Diviser la pâte en 15 parties égales et former des croissants.

Enfourner pendant 15 minutes.

Recouvrir de sucre glace kéto avant de déguster.

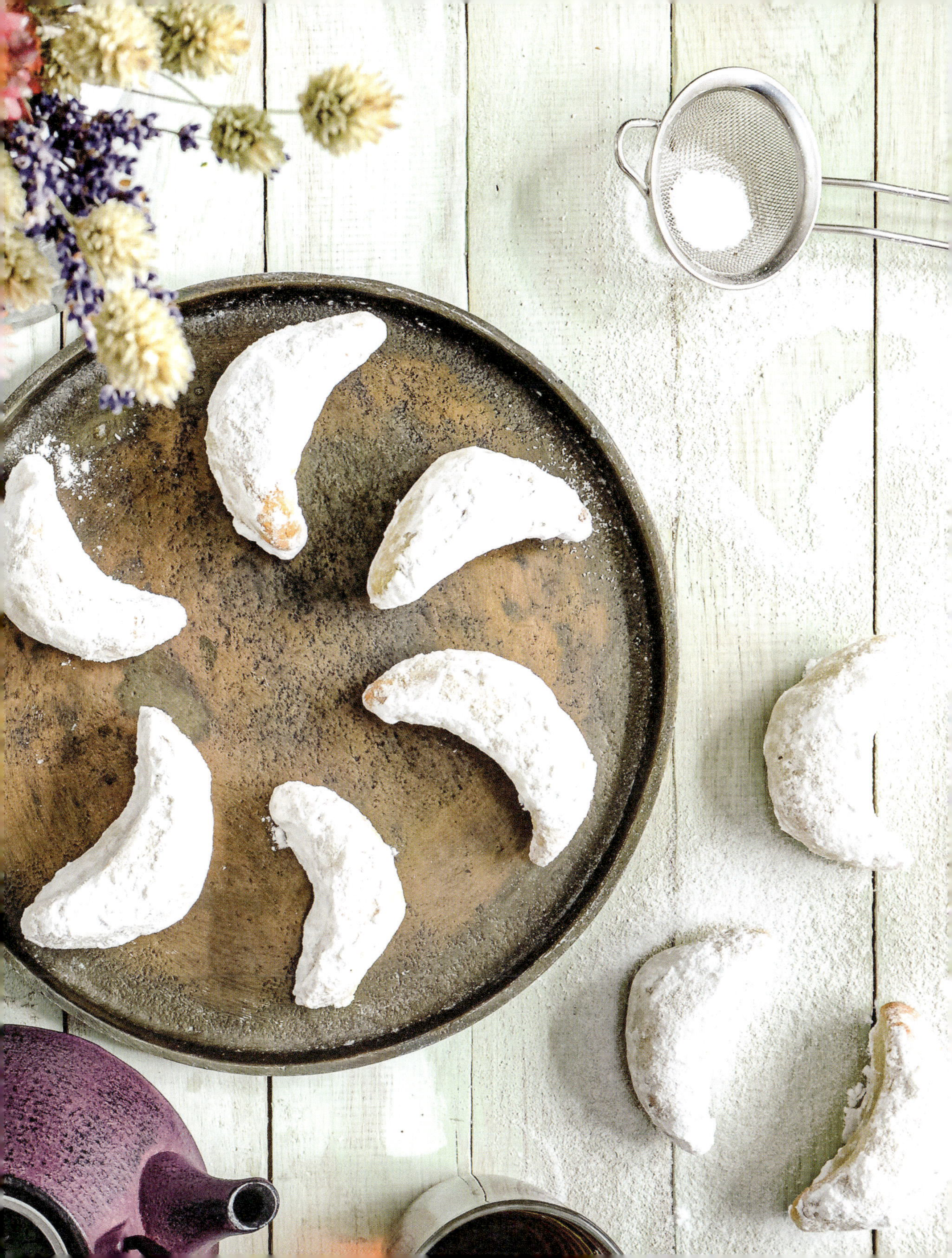

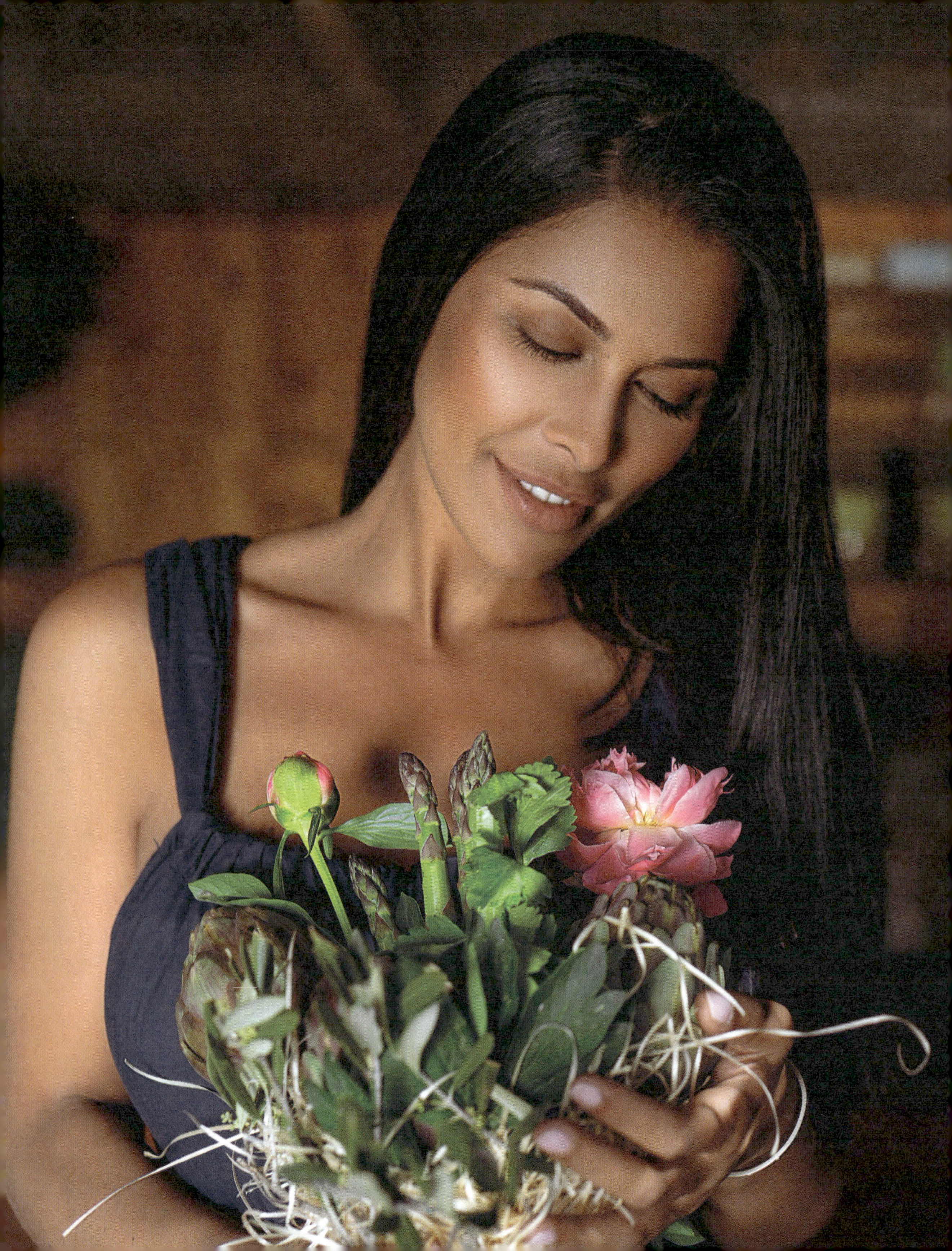

Remerciements

Merci mon Dieu de m'avoir inspiré ce projet et de m'avoir donné la possibilité de mettre mon expérience entre les mains de tous ces êtres merveilleux qui me font confiance.

D'ailleurs, merci à vous toutes et tous qui me suivez sur les réseaux et sans qui ce livre n'aurait pas de raison d'être. Je suis très touchée par tous vos messages quotidiens, votre douceur, votre bienveillance… Vous m'avez laissé le temps d'évoluer, de devenir enfin celle que je suis. Merci de ne jamais avoir porté de jugement et surtout de me faire confiance et me suivre depuis aussi longtemps, avec autant d'amour. Comme je le dis souvent, grâce à vous, je me sens utile. J'espère que ce livre vous sera d'une aide précieuse comme vous l'avez été pour moi, il n'a pas d'autre prétention que le partage.

Merci à ma famille à qui je dois tant.

Maman, qui n'a jamais cessé de croire en moi. Merci de m'avoir inculqué l'altruisme et la générosité. Tu es la reine de ma vie, comme le dit Diam's, je suis la fille d'une guerrière.

Papa, qui m'a donné le goût des livres. Si je me suis lancée dans ce projet d'écriture, c'est grâce à toi et je t'en remercie. Il y a donc un peu de toi dans ces pages.

Ayvin, le soleil de mon quotidien et l'amour de ma vie. Tu me rappelles chaque jour quel bonheur c'est d'être une maman comblée par l'amour de son fils. Tu es ma force… C'est pour toi que je me dépasse chaque jour. Ma vie a pris un sens tout particulier depuis ton arrivée et l'expérience que j'ai vécue avec la transformation de mon corps, je te la dois, alors merci ma merveille. Je t'aime mon fils.

Leila qui me soutient dans l'ombre depuis le début. Tu es une tante merveilleuse, d'une sensibilité rare. Je te souhaite d'obtenir toutes les choses que tu désires, à toi qui m'as tant soutenue pour obtenir les miennes.

Rémy, toi qui me supportes au quotidien et qui m'aides à avancer. La carte joker de mon cœur... Avoir un être à ses côtés qui n'utilise pas vos faiblesses contre vous mais au contraire vous incite à en faire des forces, n'est-ce pas là la plus belle preuve d'amour ? Merci aussi à tes deux petites merveilles qui me donnent tant d'affection, deux petits anges... je les aime tant.

Ce livre a impliqué le travail en coulisse de nombreuses personnes adorables auxquelles je suis extrêmement reconnaissante. Je suis très fière de cette équipe car au-delà du rapport professionnel, nous avons une belle relation humaine.

Saïd Boussif, mon manager. Tu me prouves chaque jour que les vrais amis n'ont pas besoin de s'appeler et se parler tous les jours pour s'aimer et se faire du bien. Merci de m'accompagner dans ce beau projet ainsi que dans mon quotidien. Ton avis et tes conseils me sont d'une aide précieuse, je t'aime mon frère.

Flo mon assistante personnelle depuis dix ans et ma sœur de cœur. Tu fais preuve à mon égard d'un soutien sans faille, une loyauté indéfectible, une dévotion qui force le respect. Je sais que tu es celle sur qui je pourrai toujours compter.

Toute mon équipe HMC (Habillement, Maquillage, Coiffure) et en particulier Vanessa Nails (grâce à toi, j'ai des ongles toujours aussi beaux et faits avec amour).

Sarah, qui m'a accompagnée le temps d'un stage d'observation. Une stagiaire hors pair d'une douceur délicieuse et très investie.

Mandy Garcia, ma photographe. Merci pour ton professionnalisme et surtout pour la pureté de ton âme. Tu réussis à me rendre toujours plus belle avec de moins en moins d'artifices. Tu m'as aidée à apprendre à m'aimer au naturel. Merci de rester à l'écoute de mes envies et de mes délires... et un sincère merci pour ta disponibilité.

Latifah Maghraoui, ma maquilleuse pour les shootings de ce livre. Merci pour tes mises en beauté plus réussies les unes que les autres, pour ta sincérité, ta bonne humeur.

Mandy et toi avez toujours agi avec le cœur, vous êtes de belles personnes. Merci aussi à toutes les deux pour tous nos fous rires lors des shootings, j'espère qu'ils seront encore nombreux !

Sans oublier **Cyril Tournier,** assistant.

Messia alias L'Atelier de Mess qui m'a aidée à peaufiner les recettes de ce livre. Merci pour ta bienveillance, tes partages et ton humilité.

Guillaume Marinette, merveilleux styliste et photographe culinaire qui a su précisément mettre en scène chacune de mes créations de la plus belle des manières qui soit.

Toute l'équipe des éditions Thierry Souccar : Anaïs Louzon, Elvire Sieprawski, Caroline Roche, Valérie Ferrer, Noémie Cesarone, Sophie Peña Garzon.

Je tiens également à remercier pour leur précieuse contribution ou assistance :

La Melonnière à Cassis (Clément et sa femme Corélia),
le food truck L'Excuse à Cassis (Romain et Julie),
la boutique Les Canebiers Saint-Tropez Cassis pour le stylisme (Yohan, merci pour ta confiance.),
la ville de Cassis, le marché et tous ses commerçants et en particulier Madame Danielle Milon, Maire de Cassis qui fait de cette ville un tel havre de paix que tous ses habitants sont sous son charme,
allmyketo.com,
Dr William Bénichou, Espace Santé Cassis (merci de votre ouverture d'esprit et de m'avoir accompagnée dans ma perte de poids),
Karolyne Ana Communication,
Desinvolt Agency,
Zoher Merzoughi,
Valou,
Éric,
Axelle,
toute la famille Berdah.

Postface

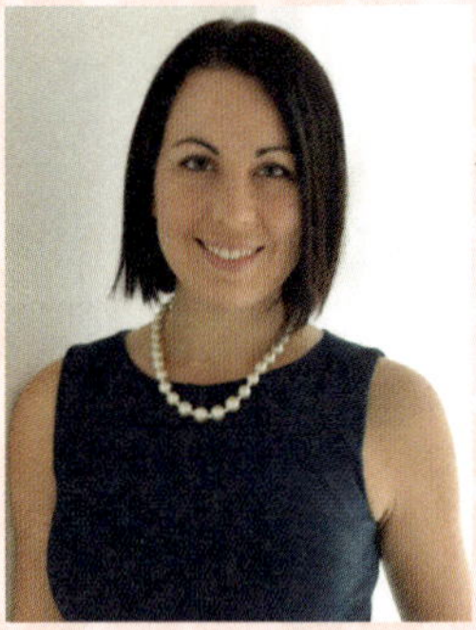

En tant que grande adepte de l'alimentation cétogène moi-même, autant dans ma vie personnelle que professionnelle, je suis très heureuse qu'Ayem Nour ait rédigé ce livre pour parler de son expérience et, surtout, pour aider et inspirer toutes celles et ceux qui voudraient suivre ses traces.

Depuis des décennies, on conseille aux gens qui veulent perdre du poids de manger moins gras, de couper dans les calories, de faire plus d'exercice. C'est toujours la même recette : privation, nourriture sans goût, faim constante et insoutenable, perte de poids temporaire… puis reprise des kilos perdus ! On nous fait croire que chaque échec est une preuve de notre manque de volonté et de motivation. Autrement dit, nous sommes des paresseux trop gloutons. Si nous sommes en surpoids, c'est de notre faute.

Ce qu'Ayem nous explique dans ce livre, c'est que la recette habituelle n'est peut-être pas celle qui nous convient à nous et qu'il y a moyen de perdre du poids de manière durable tout en mangeant à satiété des aliments sains et savoureux. En fait, si nous voulons obtenir des résultats différents, il faut s'ouvrir à une façon de faire différente. Ce livre vous explique comment, de manière simple et sympathique.

Ce que vous ignorez peut-être, cependant, c'est qu'Ayem ne fait pas que vous donner une recette très efficace pour faire fondre les kilos superflus : elle vous révèle un grand et précieux secret. La plupart des gens devraient éviter de produire trop d'insuline. Cette hormone est sécrétée surtout lorsque l'on mange des glucides (sucres, féculents, etc.) et c'est principalement elle qui décide si notre corps emmagasine de la graisse ou en brûle. Mais c'est également une hormone fortement impliquée dans un grand nombre de maladies chroniques de la vie moderne comme le diabète, l'hypertension artérielle, la goutte, la maladie du foie gras, le syndrome des ovaires polykystiques (la cause numéro 1 de l'infertilité chez les jeunes femmes), etc.

En d'autres mots, si vous voulez retrouver un poids santé et optimiser votre santé métabolique, et ainsi éviter de développer des maladies chroniques plus tard dans votre vie, l'alimentation cétogène est probablement ce qu'il vous faut.

Certes, elle est controversée et encore trop peu connue et mal aimée de bien des médecins et professionnels de la santé de nos jours. Mais c'est principalement de la méconnaissance. L'alimentation cétogène faisait autrefois partie de l'arsenal thérapeutique des médecins autant pour l'épilepsie que le diabète de type 1 et que pour la perte de poids. Après l'invention de l'insuline dans les années 1920, la découverte de médicaments antiépileptiques puis la vague de l'alimentation faible en gras des années 1980 qui devait nous protéger des maladies du cœur (ce qu'elle n'a pas fait du tout, au contraire !), l'alimentation cétogène est malheureusement tombée en désuétude et a disparu de la formation de la plupart des médecins et nutritionnistes.

Pourtant, cette alimentation est saine et permet non seulement de perdre du poids de manière sûre et durable, mais elle peut aider à renverser certaines pathologies et à optimiser la santé. Ce n'est pas pour rien, en fait, qu'elle est en train de faire son retour parmi l'arsenal thérapeutique moderne des professionnels de la santé. Ce retour est lent, mais indéniable.

Les résultats sont, eux aussi, indéniables, chez la très grande majorité des gens. Je vous en souhaite d'excellents. Bonne lecture !

Dre Èvelyne Bourdua-Roy, médecin généraliste certifiée en médecine de l'obésité par l'American Board of Obesity Medicine, fondatrice de la Clinique Reversa et auteure du livre *Inverser le surpoids et le diabète avec le protocole cétogène Reversa*

L'aventure #simplementketo continue !

Retrouvez
Ayem Nour
sur son compte Instagram
@ayemnour et sur son
compte 100 % keto **@ketayem**

Partagez vos photos
de recettes et
vos témoignages
en taguant **@ayemnour**
sur Instagram

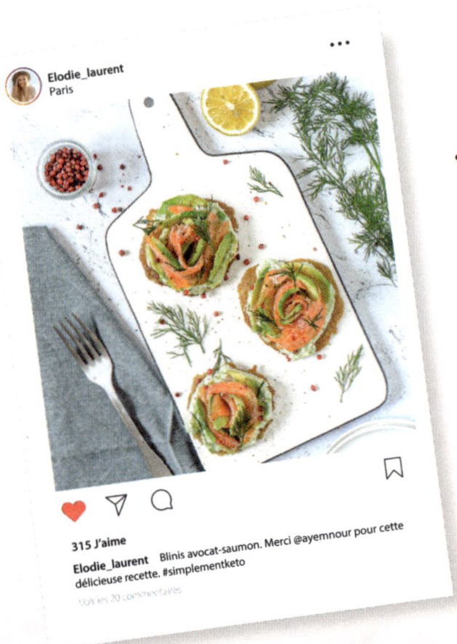